Se for

para viver

até os

100 anos,

escolha

ser feliz

RHEE KUN HOO

Se for para viver até os 100 anos, escolha ser feliz

LIÇÕES PARA UMA VIDA LONGA E PRAZEROSA

Tradução
Carolina Simmer

1ª edição

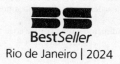

Rio de Janeiro | 2024

TÍTULO ORIGINAL
IF YOU LIVE TO 100, YOU MIGHT AS WELL BE HAPPY: Lessons for a Long and Joyful Life

TRADUÇÃO
Carolina Simmer

ILUSTRAÇÕES
Younggeun

CIP-BRASIL. CATALOGAÇÃO NA PUBLICAÇÃO
SINDICATO NACIONAL DOS EDITORES DE LIVROS, RJ

H757f   Hoo, Rhee Kun
    Se for viver até os 100 anos, escolha ser feliz : lições para uma vida longa e prazerosa / Rhee Kun Hoo ; tradução Carolina Simmer. - 1. ed. - Rio de Janeiro : BestSeller, 2024.

    Tradução de: If you live to 100, you might as well be happy : lessons for a long and joyful life
    ISBN 978-65-5712-417-8

    1. Desenvolvimento pessoal. 2. Bem-estar. 3. Autorrealização. I. Simmer, Carolina. II. Título.

24-89229
CDD: 158.1
CDU: 159.923.2

Gabriela Faray Ferreira Lopes - Bibliotecária - CRB-7/6643

Texto revisado segundo o novo Acordo Ortográfico da Língua Portuguesa.

Copyright © Rhee Kun Hoo, 2024
Publicado com o título *IF YOU LIVE TO 100, YOU MIGHT AS WELL BE HAPPY: Lessons for a Long and Joyful Life* em 2024 pela Rider, um selo da Ebury Publishing.
Ebury Publishing é uma empresa do grupo Penguin Random House.
Copyright da tradução © 2024 by Editora Best Seller Ltda.

Todos os direitos reservados. Proibida a reprodução, no todo ou em parte, sem autorização prévia por escrito da editora, sejam quais forem os meios empregados.

Direitos exclusivos de publicação em língua portuguesa para o Brasil adquiridos pela
Editora Best Seller Ltda.
Rua Argentina, 171, parte, São Cristóvão
Rio de Janeiro, RJ — 20921-380
que se reserva a propriedade literária desta tradução.

Impresso no Brasil

ISBN 978-65-5712-417-8

Seja um leitor preferencial Record.
Cadastre-se e receba informações sobre nossos lançamentos e nossas promoções.

Atendimento e venda direta ao leitor:
sac@record.com.br

Sumário

Prólogo   7

Parte I
A difícil verdade sobre envelhecer

1. Ninguém gosta de ficar velho   15
2. Verdade seja dita, você não está ficando mais saudável   25
3. A realidade dos laços familiares   30
4. Os filhos se tornam os pais   34
5. Está na hora de se tornar um bom ouvinte   40

Parte II
Não deixe esta vida com arrependimentos

1. A vida é curta demais para deixar as coisas para depois   53
2. Trabalhar em excesso? Chega disso   61
3. O desafio de criar filhos   67
4. Conheça seus pais   76
5. Lembre-se: arrependimento gera mais arrependimento   82

Parte III
Segredos para viver feliz para sempre

1. Reparação   93
2. A felicidade do perdão   98
3. Não é tão difícil encontrar boas companhias   104
4. Encontre um porto seguro   111
5. Minha verdadeira melhor amiga   117

6. Acabe com a distância entre gerações 123
7. Aceite seus pais como eles são 130

Parte IV
O lado bom de envelhecer

1. Se tempo é dinheiro, estes são os anos dourados 137
2. Não há momento melhor para se aproximar da família 143
3. O futuro começa com a próxima geração 150
4. Você é um verdadeiro milagre 156
5. Todos os dias podem ser uma festa 159
6. A liberdade para descobrir os próprios valores 164
7. A alegria de fazer algo só por fazer 169

Parte V
Como começar seu final feliz hoje

1. Faça as pazes com a convidada inevitável 177
2. Agradeça a seu companheiro de vida 183
3. Aceite a alegria de saber menos 190
4. O mundo é minúsculo 195
5. Estamos todos juntos nessa 200
6. Viva com simplicidade 205
7. Perseverança 216
8. Nunca subestime o poder das pequenas alegrias 223
9. A vida é uma história que merece ser lida até
   a última página 228

Nota da tradutora do texto para o inglês 235
Notas 239

Prólogo

ACABEI DE COMPLETAR 87 anos. Agora, todo mundo que olha para mim sabe que sou idoso. Dou passos lentos, pesados, como se o tempo estivesse ao meu lado; ando curvado, e cada fio de cabelo meu está branco.

Oito anos atrás, escorreguei na escada e bati a cabeça. Enquanto estava caindo, achei que meu fim havia chegado. Felizmente, consegui me recuperar após um mês de internação. Mesmo assim, desde então, sinto a morte pairando mais perto do que nunca.

O filósofo Montaigne escreveu que ter consciência sobre a morte nos liberta, mas a ideia de morrer ainda me parece estranha e assustadora.[1] Agora que entendo a morte como parte do ciclo da vida, vivo da melhor maneira possível, tentando aceitar esse destino inevitável. Ao despertar, com os olhos ainda fechados, visualizo o que farei naquele dia e com quem me encontrarei. Enquanto estou ocupado pulando de uma tarefa para outra, os pensamentos a respeito da morte são silenciados e me deixam em paz por um tempo. Sou muito grato por esses momentos de tranquilidade.

Minha visão foi prejudicada pelo acidente, e sinto que pouco a pouco tem ficado mais difícil enxergar até mesmo com o olho que eu considerava bom. Depois de certa idade,

Se for para viver até os 100 anos

passei a contar com o computador para me manter conectado ao mundo: para ouvir palestras virtuais, participar de atividades de comunidades virtuais e conversar com amigos. Só que não consigo mais usar o computador sozinho.

Com uma pilha de manuscritos nos quais tinha que trabalhar, recorri aos meus netos. Pedi que me ajudassem a continuar com o trabalho e passei a ditar o texto para que escrevessem. Eles aceitaram a tarefa com alegria, como um emprego de meio expediente. O tempo que passo com meus netos me ajuda a lidar com o pesar que sinto pela minha cegueira parcial. A verdade é que a perda da saúde pode ser uma agonia, mas, quando decidimos passar por cima dessas circunstâncias — e é necessário um esforço verdadeiro para isso —, encontramos um ou outro ponto positivo. Como diz um velho ditado coreano: "Você aprende a usar a gengiva em vez dos dentes" (이가 없으면 잇몸으로 산다).

Quando eu era jovem, acreditava que determinação e trabalho duro eram o segredo para realizar a maioria dos meus sonhos. No entanto, após quase um século de vida, sei que nosso mundo é irracional e sem sentido. Poucas coisas podem ser conquistadas apenas com trabalho duro, e nada sobrevive ao tempo. Sendo assim, poderíamos dizer que a vida é triste. É o processo de descobrir todas as suas fraquezas.

Porém, existe um lado positivo em tudo isso. O luto que acompanha a vida também pode ser curado pelos mais singelos prazeres. O proeminente escritor e ativista coreano Shin Young Bok certa vez disse: "Mesmo quando estamos

Prólogo

tomados por uma tristeza tão avassaladora que nos faz querer abrir um buraco no chão e nos enterrarmos, o que permanece sendo um profundo mistério da vida é o fato de que tal tristeza muitas vezes pode ser aliviada pelo menor dos prazeres. Uma onda de tristeza não precisa de alegria equivalente para ser suportada e superada."[2]

Não que eu ouse me comparar a esse grande intelectual que passou vinte anos da juventude na prisão, mas sinto basicamente o mesmo. A alegria inesperada que experimento ao aproveitar a vida ao máximo me ajuda a abafar a sensação de estar perdido e indefeso quando penso nos anos que passaram. Por isso, acredito que é preciso *escolher* viver com alegria. A vida não desmorona desde que estejamos apegados a esses breves momentos de felicidade e risadas. E eles estão sempre ao nosso alcance.

Desde que publiquei meu livro de estreia de não ficção na Coreia do Sul, em 2013, tive muitas oportunidades de me conectar com meus leitores. Muitos ficam intrigados com minha história, tendo me tornado um autor best-seller aos setenta e poucos anos, em plena aposentadoria, e tentam entender melhor o conselho que é a essência do meu trabalho: se divertir e envelhecer bem. Uma das perguntas que mais ouço é: "Como o senhor consegue se divertir tanto?" Ao que sempre respondo: "Quando foi que eu disse que *me divirto*? Eu disse que *quero* me divertir."

Caro leitor, a minha vida não foi fácil. Eu me matava de trabalhar dia e noite quando era jovem só para conseguir pagar as contas e passei por um período difícil quando fui

. 9 .

Se for para viver até os 100 anos

preso e também, mais tarde, no Exército, com quatro filhos para criar. Como psiquiatra, passei boa parte da vida adulta tentando melhorar as condições do recém-implantado sistema de saúde mental da Coreia do Sul, encarando pequenos e grandes desafios ao longo do caminho. No geral, minha vida foi bem comum, com uma rotina e percalços que surgiam de vez em quando. Agora, na velhice, luto contra sete doenças diferentes, então quanto eu poderia estar me divertindo?

No entanto, sempre tentei encontrar diversão em todas as situações com que me deparei, além de fazer delas uma brincadeira. Posso não ter tido uma vida divertida no sentido tradicional, mas ela foi vivida em uma busca obstinada pela felicidade.

Alguns leitores me perguntam como consegui me comprometer por tanto tempo com não apenas uma, mas várias missões — trabalhos voluntários, estudos, fazer trilhas e escrever —, sem chegar a um estado de esgotamento. A verdade é que nunca planejei nada disso. Se eu tivesse planejado, talvez tivesse largado tudo. Eu só queria me divertir fazendo tudo isso, pelo tempo que eu quisesse. Ironicamente, esse foi o segredo para que não me cansasse. Um grande prazer não concretizado vira uma grande decepção. Mas simples alegrias são fáceis de se encontrar, e um acúmulo delas pode acabar se tornando uma grande felicidade.

Por mais de cinquenta anos, ao atender pacientes como psiquiatra e dar aulas para estudantes de Medicina, explorei esta questão: o que nos causa tanto sofrimento emocional e psicológico? A experiência me mostrou que existem duas

Prólogo

causas principais. A primeira é o arrependimento em relação ao passado, e a segunda é a ansiedade com o futuro. Ambas são inevitáveis, é claro, mas precisam ser contidas. O passado é imutável, não importa quanto você se arrependa, e o futuro é inevitável, independentemente da sua ansiedade. E o pior é que os dois são capazes de devorar a felicidade que você encontra agora, no presente.

Quando se pegar se revirando na cama, perdido em ansiedade e arrependimentos, pense que esse é um sinal para que aceite a vida como ela é. Triste ou satisfatória, essa é a sua vida, só sua. O que pode ser feito agora em relação aos erros já cometidos? Você não se esforçou para fazer o melhor que pôde? Está na hora de relaxar um pouco e reconhecer que você foi bem, que está tudo certo. Não importa quanto acredite que está preparado, é impossível escapar do inevitável processo do envelhecimento e das perdas que estão por vir. Sim, é importante se preparar para o futuro, mas, se não aprender a acalmar sua mente nervosa, vai acabar perdendo a alegria que pode encontrar no presente.

A incerteza gera medo, e o conhecimento nos torna corajosos. E isso se aplica a todos os aspectos da vida. Quanto mais entendemos sobre a vida, mais preparados nos tornamos para o que ela nos reserva. Se você estiver passando por essa fase de aprendizado agora, espero que meu livro ajude um pouco. Colocando tudo em perspectiva, talvez você também perceba, como eu percebi, que viveu segundo regras pessoais específicas, que há padrões no seu comportamento.

Se for para viver até os 100 anos

Esta, é claro, é apenas a minha história, e não quero fazer generalizações exageradas. Desejo que este livro se torne um ponto de partida para você, caro leitor, descobrir os princípios que orientam a sua vida. Porque as regras acumuladas ao longo dela, únicas para cada um de nós, são as melhores ferramentas para lidar com desafios — ferramentas que você forjou esse tempo todo, sem nem perceber.

PARTE I

A DIFÍCIL VERDADE SOBRE ENVELHECER

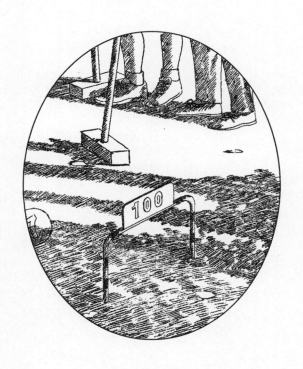

1.

Ninguém gosta de ficar velho

Costumamos dividir a vida em mais ou menos cinco fases: infância, adolescência, início da vida adulta, meia-idade e velhice. Cada transição para a fase seguinte gera ansiedade e sofrimento devido à incerteza inevitável. Por isso, criamos ritos de passagem para elas. É uma forma de anunciar a mudança de papel e aceitar a ansiedade gerada pelo processo. No passado, aniversários de 18 anos, casamentos e enterros eram os principais ritos de passagem; hoje em dia, a entrada na faculdade ou o primeiro emprego significativo também se tornaram momentos marcantes.

No entanto, vamos refletir sobre os ritos de passagem para os idosos. Porque não consigo pensar em nenhum neste momento. Antigamente, os coreanos viam o aniversário de 60 anos como uma data especial e o celebravam, mas nos tempos atuais não damos tanta importância — agora é o aniversário de 70 anos, que também costuma ser um evento tranquilo, discreto, mesmo quando comemorado. Todas essas mudanças tornam complicado determinar a idade com que devemos nos considerar "velhos" atualmente. Veja bem, o conceito de velhice foi evoluindo com o tempo, me causando certa dissonância cognitiva.

Se for para viver até os 100 anos

Havia um professor mais velho que sempre admirei e de quem era próximo. Uma vez aposentado, ele ia ao hospital universitário onde eu trabalhava para fazer check-ups regulares. Um dia, ouvi uma confusão na recepção do hospital. A princípio, não dei muita atenção, pois achei que se tratava de um problema bobo com um paciente insatisfeito. No entanto, quando os gritos começaram, saí apressado do consultório. Para minha surpresa, encontrei o professor aposentado berrando com a recepcionista. Eu o levei para minha sala e perguntei o que havia acontecido. O problema foi ele achar que a funcionária, que não sabia quem ele era, não o havia tratado com o devido respeito. "Sou professor emérito daqui..."

É claro que, depois de se aposentar e não ir mais à faculdade, uma quantidade cada vez menor de pessoas sabe quem você é. Em poucos anos, toda faculdade se torna um local completamente diferente, com novos estudantes, então quem se recordaria de um professor emérito, por mais respeitado e estimado que ele fosse? Isso sem contar que ele pertencia a outro departamento, não fazendo parte do corpo docente da faculdade de Medicina — quem poderia culpar a equipe por não reconhecê-lo?

O professor aposentado parecia ter dificuldades para aceitar a mudança de seu papel e lugar no mundo. Fiquei chocado por um acadêmico respeitado, e que eu admirava muito como ser humano, se comportar daquela maneira. Testemunhar o peso que a transição para a velhice causava em uma pessoa incrível não seria prova inegável dos desafios

. 16 .

Ninguém gosta de ficar velho

dessa fase da vida? Naquele dia, com minha aposentaria se aproximando, decidi tentar viver como um idoso chamado Rhee Kun Hoo — o qual perderia seus títulos de professor e médico. Seria uma espécie de treino para a velhice.

Escolhi o metrô como campo de treinamento. Para começar, os passageiros do metrô eram pessoas desconhecidas, então eu não me importaria tanto com a opinião delas a meu respeito. E, por causa do costume coreano de ceder o assento para idosos, seria possível avaliar se elas me julgavam muito velho. No metrô, evitei os assentos preferenciais para idosos e parei, de propósito, perto dos assentos normais. Como não era a hora do rush, havia apenas algumas pessoas de pé. Olhei ao redor e avaliei que eu devia ser a pessoa mais velha no vagão. Um rapaz estava sentado bem na minha frente, e fiquei curioso para ver se ele se levantaria e ofereceria o lugar para mim, como de costume. Entretanto, por várias paradas, ele permaneceu onde estava. E até fechou os olhos, como se tentasse me evitar, fazendo com que eu me sentisse estranhamente desafiado: "Bom, vamos ver quanto tempo você aguenta!"

Serei sincero, caro leitor: eu nunca nem tinha cogitado chegar perto dos assentos reservados para idosos e pessoas com deficiência no metrô. Sempre pensei neles como espaços reservados para quem de fato precisava se sentar. Nunca me senti no direito de usá-los só por causa da minha idade avançada, sem ter qualquer limitação física que pudesse me atrapalhar, e Deus sabe que essa também era minha postura quando as pessoas ofereciam o lugar para mim — ou para idosos, no geral. Mas, caramba, depois que decidi

Se for para viver até os 100 anos

ver como seria ser tratado como um idoso neste mundo, o comportamento daquele rapaz começou a me irritar. Fiquei parado na frente dele, fuzilando-o com o olhar, até chegar ao meu destino.

Foi uma primeira experiência chocante, mas eu não poderia formar opiniões com base em um único experimento, então tentei uma segunda vez. Desta vez, um estudante de ensino médio se levantou de um pulo assim que me viu.

— Vovô, pode sentar no meu lugar.

Mais uma vez, fiquei chocado. Como assim, "vovô"? Acabei ficando tão irritado quanto havia me sentido com o rapaz que não me ofereceu o lugar.

— Vou saltar na próxima parada, não precisa — respondi, um pouco desconfortável.

Então, saí correndo quando as portas se abriram, em uma estação que nem era a minha. Murmurei para mim mesmo: "Que hipócrita! Quero ser tratado como idoso, mas detestei ser chamado de vovô!"

Antes daquele dia, sempre tinha me considerado uma pessoa despreocupada, que pouco se importava com idade, hierarquia ou autoridade. Não fui sempre o pai nada autoritário, o estudante veterano simpático e o médico modesto? Ainda assim, lá estava eu, ficando incomodado com desconhecidos que, na minha opinião, não me tratavam de forma condizente com a minha idade. Senti as bochechas arderem de vergonha diante dessa verdade nua e crua. Não havia diferença entre mim e um adolescente que quer ter todos os direitos, mas nenhum dever — eu queria todo o

Ninguém gosta de ficar velho

respeito da velhice, mas não ser tratado como velho. Quanta hipocrisia! Daquele dia em diante, me esforcei para mudar essa mentalidade. Comecei com o termo "vovô", afinal era, para todos os efeitos, uma designação mais do que válida para mim, com a aposentadoria cada vez mais perto. Na Coreia do Sul, é comum que homens após certa idade sejam chamados dessa forma, que demonstra respeito e simpatia — aqui, as pessoas se referem umas às outras utilizando títulos profissionais ou de acordo com a faixa etária, ainda mais em relações formais. Para os mais jovens do que eu, era natural que eu fosse um vovô, se não era um doutor. Mesmo assim, eu estava resistindo à ideia. Porém, resistente ou não, seria impossível interromper meu processo de envelhecimento ou rejuvenescer como que por milagre da noite para o dia. Era tudo uma questão de aceitação. Não aceitar minha idade sempre seria um problema meu e de mais ninguém. Porque, afinal de contas, se eu não aprendesse a aceitar que estava ficando velho, sempre ficaria ofendido quando alguém me chamasse de vovô.

Foi assim que aprendi a reconhecer minha velhice e a aceitá-la. Por sorte, agora já tenho muita prática e sorrio quando jovens me oferecem o lugar no metrô. Eu me lembro de agradecer. E se ninguém me oferece o lugar, também não fico bravo. Apenas imagino que as pessoas estão exaustas. Essa é a preciosa paz que ganhei após o rito de passagem crucial para o envelhecimento: aceitar minha idade.

Muitas pessoas em meu círculo social parecem ter passado por essa crise psicológica, por assim dizer, para o bem ou

Se for para viver até os 100 anos

para o mal. Lembre-se, caro leitor, de que essa contradição é normal — não querer se sentir velho, ao mesmo tempo que deseja receber o respeito condizente com sua idade. Se algum dia você se pegar lutando contra essa sensação conflitante, não se martirize por isso. Pense que é um rito de passagem. Depois que ele for superado, prometo que você terá uma vida tranquila.

O colunista político americano Michael Kinsley, na jovem idade de 42 anos, foi diagnosticado com mal de Parkinson e teve que enfrentar o envelhecimento em um ritmo bem mais acelerado do que a maioria das pessoas. Ao longo dessa época de mudanças drásticas, ele desabafou num livro, *Old Age: A Beginner's Guide* [Velhice: um guia para iniciantes, em tradução livre]. Nele, Kinsley descreve como, durante uma de suas idas matinais à piscina para nadar antes do trabalho, encontrou um senhor de idade.

— Tenho 90 anos! — confessou o homem, rindo para Kinsley.

— Nossa, o senhor não parece ter essa idade! — respondeu Kinsley.

— Eu era juiz! — proclamou o homem, com o ego massageado e o peito estufado.

Kinsley escreveu sobre como, depois disso, a expressão facial do desconhecido pareceu exibir sem querer a percepção de como aquele comentário era irrelevante. Ele se deu conta de que tinha falado besteira. O senhor havia deixado o desconhecido na piscina pensando exatamente na ideia que queria dissipar: *esse velho tolo está gagá.*

Ninguém gosta de ficar velho

Acredito que todos nós já tenhamos passado por um momento embaraçoso como esse. É claro que não sou exceção. Quando era jovem, detestava as longas histórias que meus professores mais velhos contavam, sempre começando com "Na minha época...", mas olhe só para mim agora — no fim das contas, não sou tão diferente deles. Sempre tentei me controlar na companhia dos professores e colegas mais jovens. Imagine um encontro de aposentados — é impressionante! Nossas conversas giram em torno das glórias do passado. Por quê? Porque, querido leitor, queremos fazer com que nosso presente menos impressionante pareça melhor. Há um velho ditado que era popular entre os refugiados da Coreia do Norte durante a Guerra da Coreia: "No Norte, eu sempre andava em um bezerro de ouro!" (이북에 살 때는 금송아지 매고 살았어). Toda essa ostentação, é claro, era uma forma de lamberem as feridas em tempos de escassez.

A popular canção coreana "The World Is a Wonderful World" [O mundo é um mundo maravilhoso, em tradução livre], de Shin Shin Ae, reflete sobre como a vida é justa, com a letra falando que vencedores sempre vencem, enquanto perdedores sempre perdem. Mas, verdade seja dita, a vida dos vencedores é fácil, e a dos perdedores, difícil. Os chamados perdedores têm dificuldade em aceitar a própria inferioridade. O finado e revolucionário psicólogo Alfred Adler reconheceu a inferioridade como uma motivação para melhorar o presente decepcionante. Então, nem sempre é ruim se deparar com algumas perdas. Na pior das hipóteses, contudo, isso pode levar ao complexo de inferioridade —

Se for para viver até os 100 anos

gerando desespero pela própria impotência, falta de motivação ou autoilusão como forma de esconder características inferiores e tentar se sentir superior aos outros.

O capitalismo lucra em cima de sentimentos de inferioridade e insegurança, o que não surpreende ninguém. Quando eu ainda lecionava, um vendedor ambulante certa vez visitou minha sala para oferecer enciclopédias. Ele tentou me pressionar a comprá-las, argumentando que um acadêmico respeitável *precisava* daquela série de enciclopédias britânicas. Mas eu não me convenci de que leria a série inteira e, caso fosse necessário, poderia pegar volumes emprestados da biblioteca. Recusei a oferta e disse que não tinha dinheiro. O vendedor, em vez de desistir, sugeriu me apresentar um ótimo programa de empréstimo. Continuei fazendo que não com a cabeça. Então, ele usou sua última cartada.

— Professor, professor! O senhor deveria se envergonhar por não ter esta coleção.

Sim, aquele cara apelou para o meu senso de inferioridade.

— É claro que estou muito envergonhado — respondi.

O vendedor desistiu e se rendeu. No fim, ele explicou por que recorria a uma tática tão agressiva. Haviam lhe dado um manual sobre como manipular as pessoas a comprar as enciclopédias quando elas não cediam, e a última estratégia ensinava a atacar o senso de orgulho do potencial comprador. E se eu tivesse dinheiro suficiente comigo naquele dia? É possível que teria mordido a isca e depois talvez até me arrependesse da compra. De fato, a inferioridade é uma emoção poderosa.

Ninguém gosta de ficar velho

Na velhice, tome cuidado com sentimentos como esse. Muitas coisas não acontecem como gostaríamos. A saúde da juventude fica para trás. Com menos vigor, é natural se tornar mais vulnerável a sentimentos depressivos. A condição financeira e a influência social também vão decair. Isso é verdade sobretudo numa sociedade como a Coreia do Sul, que se preocupa tanto com rótulos. A faculdade que você cursou, o histórico educacional, títulos oficiais e de trabalho — tais rótulos servem como formas de diferenciar as pessoas, estabelecendo uma hierarquia. Com isso, é compreensível que os aposentados que tiveram grandes glórias no passado achem difícil aceitar a nova realidade, sem esses rótulos para defini-los. Deve ser por isso que alguns até mandam fazer novos cartões de visita listando todos os títulos profissionais que tiveram. Em resumo, eles querem anunciar que o humilde presente não representa um passado glorioso.

Não é que eu não os entenda. Eu entendo. Já é difícil aceitar a vida como ela é, com todas as mudanças geradas pela passagem do tempo. Sim, compreendemos que devemos fazer isso, mas nosso coração ainda tem dificuldade. Recusar-se a aceitar a nova realidade, contudo, não adiantará de nada, e a sensação de inferioridade pode causar reações exageradas. Você pode acabar exigindo tratamento VIP em todos os lugares, só por causa de títulos antigos, passar sermões desnecessários em gerações mais jovens ou ter raiva do mundo apenas por estar amargurado, como um velho rabugento. Algumas pessoas gastam fortunas em cirurgia

Se for para viver até os 100 anos

plástica para recuperarem a aparência da juventude ou tomam, obcecadas, quantidades excessivas de suplementos e
usam pesos exagerados quando se exercitam — tudo para
o desconforto das pessoas ao redor.

Mas saiba que envelhecer é o único destino. Todos nós
vamos deixar nossos tempos áureos para trás. Nós, humanos,
seguimos pelo mesmo declínio experimentado por todas as
formas de vida do mundo após alcançarmos o auge biológico
e social. Depois que isso acontece, ficar se vangloriando sobre o passado não mudará o presente. Mesmo que chafurde
em sensações torturantes de inferioridade, você não pode
esperar por muita compaixão dos outros. Essa é a verdade
cruel, porém natural da vida. E como é tola essa luta inútil
contra sua própria versão do passado!

Se alguém me perguntasse sobre uma habilidade que
todo mundo deveria ter, eu responderia sem pestanejar
"*jung-gyeon*" (정견 / 正見), isto é, a capacidade de enxergar
as coisas como elas são, de enxergar a si mesmo como se
é. Na velhice, precisamos desse autoconhecimento perspi-
caz. Olhar nos olhos do eu que se torna fisicamente frágil,
socialmente solitário, financeiramente menos competitivo.
Se você sentir raiva, aceite e reconheça esse sentimento. A
velhice não é um castigo. O passado foi glorioso, e o presente
é bom do jeito que é. Caro leitor, liberte-se dessa sensação
autossabotadora de inferioridade.

2.

VERDADE SEJA DITA, VOCÊ NÃO ESTÁ FICANDO MAIS SAUDÁVEL

CERTA VEZ, FUI VISITAR um professor mais velho, que estava internado num hospital. Com vinte e poucos anos, ele havia terminado os estudos no exterior e se tornado professor titular, o que era um grande feito na época. Após ele ter se aposentado, contudo, a demência assolou a mente dele, obrigando-o a precisar, o tempo todo, dos cuidados de alguém. Quando fui visitá-lo e perguntei se me reconhecia, ele apenas sorriu. Já não conseguia nem escrever o próprio nome em coreano. O que havia acontecido com aquele professor brilhante, que costumava dar aulas em um inglês tão fluente que parecia nativo? Fiquei com o coração apertado. O pior foi a esposa dele contar que a demência afetava o temperamento calmo do marido, causando rompantes de violência e tornando tudo ainda mais difícil.

Agora que também sou velho, as duas coisas de que mais tenho medo são a morte e a falta de controle causada por doenças. Mas de que adianta ter medo? Não existe forma garantida de evitar todas as doenças possíveis, ainda mais com este meu corpo envelhecido. O que posso fazer além de permanecer vigilante e cuidar da minha saúde?

Se for para viver até os 100 anos

Com a idade, a saúde vai ladeira abaixo. É algo natural. Apesar de você ainda poder ter momentos de bem-estar incrível, eles são passageiros, e o quadro-geral mostra um declínio gradual, consistente. Existe um termo médico chamado irreversibilidade — significa que, assim como você não pode voltar no tempo, não pode reverter danos a funções corporais. O corpo humano tem essa característica. Ele é destinado ao inevitável declínio e à eventual perda de todas as funções. E ninguém nunca venceu essa batalha.

O que quero dizer é que ter medo de problemas de saúde ou ficar em total negação só causará mais sofrimento. Na velhice, é inevitável que as condições de saúde piorem, e não o contrário. Quando isso acontecer, não seja duro demais consigo mesmo por não conseguir cuidar do seu corpo, porque esse é o caminho natural da vida. E, como suas doenças não irão embora — sinto muito ter que lhe dizer isso, leitor —, é melhor lidar com elas.

Tenho sete problemas de saúde. Diabetes e pressão alta são, é claro, condições crônicas que surgem com a idade, mas também sofro de hérnia de disco, gota, cálculo biliar e doença arterial coronariana, além de estar cego do olho esquerdo. Não há como recuperar essa visão, mas, graças a uma série de cirurgias bem sucedidas e exames regulares, consigo viver de forma confortável apesar da hérnia de disco e do problema no coração. A parte engraçada é que, entre as sete doenças, as que realmente me deixam nervoso são a diabetes e a pressão alta, pois são questões crônicas que necessitam de atenção diária. No começo, tentei melhorar.

Verdade seja dita, você não está ficando mais saudável

Restringi minha dieta e, nos dias em que comia demais, ficava obcecado por fazer longas caminhadas. Quando recebi o diagnóstico, eu trabalhava no Ewha University Hospital. Então percorria o distrito Jongno de Seul todo santo dia, tentando acumular 10 mil passos. Mas era difícil, era muito esforço. No fim das contas, percebi que precisava aceitar aquelas condições de saúde como companheiras inevitáveis, em vez de encará-las como problemas que precisavam ser solucionados. Mudei de mentalidade e passei a me concentrar em mantê-las sob controle em vez de tentar me livrar delas.

Sigo dois princípios para manter minhas doenças crônicas sob controle. Para começar, confio no meu médico e sigo suas recomendações à risca. Tomo os medicamentos segundo as instruções, na mesma hora de sempre, mas evito fazer muitas pesquisas ou interrogar o médico sobre eles. Questiono apenas novos sintomas desconfortáveis. Afinal, não é porque tenho conhecimentos médicos que preciso investigar tudo relacionado à minha saúde, algo que, falando por experiência própria, só serve para aumentar o meu estresse e a minha ansiedade. Se preciso viver com tais condições, é melhor me tornar obediente e propositalmente ignorante em certo grau. Às vezes, esse grau de ignorância proposital é a única coisa que lhe dá forças e paciência para lidar com a situação.

Meu segundo princípio não é tentar fazer o melhor para a minha saúde. Pelo contrário, todas as minhas tentativas são para ela *não piorar*. Quando menciono minhas doenças, muitos dos meus conhecidos, ansiosos por ajudar, recomendam

. 27 .

Se for para viver até os 100 anos

uma série de medicamentos e intervenções holísticas. Até já tentei algumas sugestões, mas a verdade é que não posso confirmar se funcionam. Só posso dizer que elas apenas me estressaram por estenderem a minha lista de tarefas diárias! Então resolvi que, em vez de torcer para que funcionassem, é melhor evitar vícios, como beber demais, fumar e ter uma rotina desregulada. Eu sabia que seria capaz de seguir essas medidas simples focadas em "não fazer" em vez de "fazer".

Há mais de trinta anos convivo confortavelmente com minhas diversas condições de saúde. Anoto as medições diárias da pressão e da glicose, que agora totalizam quarenta cadernos. Eu teria desistido há muito, muito tempo se o objetivo fosse me curar. Depois que decidi não lutar contra os problemas nem negar a realidade, consegui encará-los de uma forma bem mais produtiva. Querido leitor, um corpo velho está fadado a ter alguma condição de saúde. O tratamento de uma doença pode levar a outra. (O diagnóstico da diabetes me deixou nervoso no começo; ela foi um efeito colateral dos medicamentos para a hérnia de disco.) Então, o melhor para sua saúde mental é não sonhar em ter a saúde perfeita, isso é impossível. Lembre-se que ter doenças não significa ser infeliz. A vida ainda pode ser gratificante se você souber lidar bem com elas.

Daqui a alguns anos, é provável que eu desenvolva muito mais do que essas condições de saúde. O futuro da velhice é incerto, e a incerteza é assustadora. Ter medo do futuro, porém, não nos ajuda a encará-lo. Medo só gera mais medo. É mais produtivo aceitar as condições de saúde que possam

Verdade seja dita, você não está ficando mais saudável

surgir e descobrir uma forma de viver com elas: tente encará-las como amigas mal-humoradas. É até melhor se não tentar vencê-las. Não se torne ambicioso demais com seus objetivos de saúde e siga uma rotina de cuidados regular e consistente. Apenas assim você encontrará forças para viver com a doença e não deixá-la definir sua vida. Esse é o melhor conselho que tenho a oferecer.

3.

A REALIDADE DOS LAÇOS FAMILIARES

CERTO DIA, ANOS ATRÁS, um dos meus netos me mostrou um desenho que tinha feito na escola para o tema "família". Fiquei atônito. Ele havia excluído a mim e a minha esposa do desenho, sendo que até os animais de estimação estavam lá! Percebi que, para meu neto, eu parecia menos parte da família do que eles e senti uma pontada de amargura.

Mas, então, entendi. Sim, eu ainda estava um pouco chateado, mas meu neto apenas desenhou a realidade que ele conhecia. Por mais que fôssemos uma família, moramos em casas separadas e ele devia sentir que os avós não se enquadravam na categoria de família *verdadeira*. Isso me lembrou de quando meu filho mais velho estava na escola e também teve que fazer um desenho da família. Além de si mesmo, ele desenhou os três irmãos, eu e minha esposa. Mas algo estava estranho. Eu — o pai dele — era apenas um corpo, sem rosto. Meu filho estava acostumado a me ver dormindo nos meus dias de folga, só com os pés para fora, então desenhou a cena que sempre encontrava. O desenho exprimia a verdade para ele.

A realidade dos laços familiares

Hoje eu moro com meus netos, e os desenhos deles mudaram. Agora eu e minha esposa aparecemos. Como sou grato! Ao mesmo tempo, aumentamos a família com novos animais de estimação. A história sobre como esses bichinhos fofos viraram nossos companheiros de vida é semelhante à história sobre como eu e minha esposa nos tornamos parte da família para meus netos.

Agora que todos moramos na mesma casa, temos dois cachorros e vários gatos, contando os que cuidamos temporariamente. Antes de morarmos juntos, já tínhamos um cachorro, mas, depois que a casa ficou pronta, os sogros do meu filho mais novo nos deram um jindo-coreano de presente. É claro que nem todo mundo da família ama cachorros, mas, após conversarmos, resolvemos ficar com ele, e quem não era muito fã continuou desconfiado.

Foi necessário matricular o cachorro (que chamamos de Al Dong) em um curso de adestramento. Cerca de uma semana depois, recebemos uma ligação do adestrador, informando que Al Dong não tinha se encaixado no curso. Ou seja, ele foi expulso. Ficamos tristes e preocupados. Talvez aquilo o deixasse chateado. Mas logo descobrimos que o incidente em nada o abalara. Ele estava feliz por rever a família. Até aqueles que tinham sido contra a adoção compartilharam os momentos de preocupação e alegria.

Pouco depois disso, houve um acidente envolvendo Al Dong. Meu genro preparou um petisco especial para ele. Ao tentar soltá-lo do fundo da tigela, meu genro a bateu no chão, fazendo barulho. O cão ficou nervoso com o movimento e o

Se for para viver até os 100 anos

som, e o mordeu. Ironicamente, foi meu neto — filho do meu genro — que ficou furioso. Ele não conseguia aceitar que Al Dong mordesse a mão do pai dele. Meu neto argumentou que o animal deveria ser sacrificado. Querido leitor, você se emocionaria com o nosso esforço para acalmá-lo! Nós — a família inteira — tentamos de tudo para convencê-lo a mudar de ideia. Cada um conversou com ele, pedindo e implorando por perdão em nome de Al Dong. Foi só depois de o meu neto receber uma série de presentes e promessas que o cão foi perdoado.

Hoje, Al Dong é visto como um membro da família, sem qualquer sombra de dúvida. Nós nos sentimos seguros sabendo que ele toma conta da casa durante a nossa ausência e é impossível imaginar chegar em casa e ele não estar presente para nos recepcionar. Compartilhamos muitos momentos de risadas e lágrimas com ele. O mesmo vale para o restante da família. Quando decidimos nos mudar e juntar as famílias, no começo da década de 2000, era comum ficarmos desconfortáveis uns com os outros, nos incomodarmos com as reuniões familiares e nos sentirmos como desconhecidos em certos momentos.

Agora, já moramos juntos há mais de duas décadas, compartilhando momentos de alegria e tristeza. Mesmo quando brigamos, logo fazemos as pazes, além de nos desculparmos em nome de outro parente. E assim, com o passar do tempo, nos tornamos uma verdadeira família. Agora sabemos como nos tratar, quais são os gatilhos de cada um, e basta um olhar para nos entendermos, tudo com muito respeito.

A realidade dos laços familiares

Apesar de eu e minha esposa agora sermos incluídos nos desenhos dos nossos netos, continuo sendo feito de bobo porque ainda não entendi muito bem em qual categoria me encaixo na família. Afinal, existe uma piada ácida que coreanos fazem sobre avós terem que entrar no carro antes do restante da família em dias de mudança, só para garantir que não serão abandonados. Mas, deixando as brincadeiras de lado, há dias em que fico me perguntando se tenho um lugar parecido com o de Al Dong entre os meus parentes.

Caro leitor, talvez você parta do princípio, como eu fazia, de que ter uma relação de sangue é tudo que basta para ser uma família. Entretanto, na velhice, é necessário perceber a realidade dos laços familiares. As pessoas precisam de muito mais (tempo livre, erros e acertos, alegrias e dificuldades compartilhadas) para se unirem em um grupo, se apoiarem e se amarem de verdade. Lembre-se: não é o sangue que define. É o tempo que passamos juntos que nos aproxima, dia após dia, para nos *tornarmos* de fato uma família. Os conflitos, os desentendimentos e as lágrimas cimentam os laços familiares.

4.

OS FILHOS SE TORNAM OS PAIS

"PAPAI, BEBA BASTANTE água!"

Era o que estava escrito em um e-mail enviado pela minha filha mais velha em um dia de verão, quando toda a Coreia do Sul estava fervendo. Além dos alertas de calor que foram emitidos durante o dia inteiro, eu e minha esposa recebíamos mensagens constantes dos nossos filhos. A cada hora, um deles nos ligava ou nos escrevia para nos lembrar de beber muita água e repousar. Estávamos todos em uma situação difícil, e os nossos filhos se preocupavam conosco. Então, bebemos bastante água. Lembro de pensar na época como estava velho.

Apesar das minhas várias doenças, vivo muito bem. Os meus filhos ficam preocupados, é claro — tudo começou quando caí da escada e machuquei a cabeça. Quando recebi alta do hospital, apenas com feridas superficiais e nenhuma fratura ou lesões no cérebro, meus filhos me proibiram de fazer trilhas.

Que frase triste! Passei boa parte da vida fazendo trilhas e sempre encontrei paz nelas. Por certo tempo, fiquei em negação sobre minha fraqueza ao caminhar, mas aquela

Os filhos se tornam os pais

proibição me deixou arrasado e tive que encarar a difícil verdade: eu não tinha mais condições de aproveitar algo que tanto amava. Na velhice, fazemos bem em acatar o que os nossos filhos nos dizem, assim como eles nos respeitavam e nos ouviam quando eram pequenos. Sim, sei que a inversão de papéis pode parecer um pouco humilhante no começo, mas, ao envelhecer, é necessário respeitar a opinião deles e até negociar para chegar a um acordo que lhe agrade mais. Eu fiz isso — consegui convencê-los de que conseguiria fazer longas caminhadas por trilhas planas e bem-cuidadas ao redor da cidade, as trilhas Olle e Dulle.

Em dias bonitos, gosto de pegar um táxi até o pavilhão em Buam-dong e voltar para casa, em Gugi-dong, caminhando. Fazer esse passeio também é uma alegria que só me acontece de vez em quando. Dias muito quentes ou muito frios, ou chuvosos ou de poeira intensa não são adequados, e sinto que gasto cada vez mais energia ao me arrumar para sair e fazer uma simples caminhada. Um dia, até isso será arriscado demais. Nem consigo imaginar a tristeza que sentirei quando não conseguir levar adiante essa pequena concessão. Mas o que posso fazer? Sairei para o máximo possível de caminhadas enquanto ainda consigo percorrer a trilha sozinho. Esse é um prazer que posso apreciar agora, e apenas agora.

Na velhice, o corpo muda muito. O normal nessa fase é a saúde se deteriorar. A visão vai piorar, assim como a audição. Ao se cansar com mais facilidade, será mais difícil sair de casa — é o que acontece comigo. A memória não é mais a mesma, o que faz os pensamentos dispersarem várias vezes e leva a esquecimentos.

Se for para viver até os 100 anos

Quando chegamos aos 80, o processo do envelhecimento acelera ainda mais. Eu passaria o restante da vida lecionando, mas, em algum momento depois de completar 80 anos, notei que, com a concentração dispersando, dar uma aula decente exigia o dobro do esforço. Na juventude, a aula inteira fluía do meu cérebro direto para a boca, só que, nas atuais circunstâncias, o PowerPoint me salvou em inúmeras ocasiões. Era o único jeito de eu não me perder e me esquecer do que estava falando. No fim de cada aula, quando os alunos queriam tirar suas dúvidas, eu me aproximava do aluno em questão e ouvia com atenção, fechando os olhos. Porque minha audição era ruim e porque eu precisava reunir todas as minhas forças para entender e articular uma resposta. Quando jovem, eu teria instigado os estudantes a fazer uma pergunta atrás da outra, e responderia todas ao mesmo tempo, oferecendo explicações conclusivas e detalhadas para os principais pontos questionados. Contudo, não conseguiria fazer isso agora — reunir toda essa concentração e pensamento lógico na hora. Escrever também não é mais a mesma coisa. Como meu olho bom — o direito — está ficando cada vez pior, não consigo enxergar muito bem o que está na tela do computador, e só sou capaz de decifrar alguma coisa sozinho se fizer muitos intervalos durante a leitura. Agora, escrever uma única página pode levar dias.

Um tempo atrás, me prescreveram alguns medicamentos após uma consulta de rotina. Minha esposa, ao ver a quantidade de remédios, ficou chocada. "Como isso tudo pode caber na sua barriga?!"

. 36 .

Os filhos se tornam os pais

Quem pode escapar da maldição do envelhecimento? A única coisa que podemos fazer é seguir os conselhos médicos, tomar os remédios e lidar com as nossas doenças. Se a memória não for mais a mesma, anote datas e compromissos importantes no calendário. Se tiver dificuldade em se concentrar, busque ajuda de equipamentos modernos e formas de se adaptar. Não dá para ficar parado se lamentando só porque você não é mais tão ágil e saudável quanto antes. É terrível termos que lidar com problemas físicos e psicológicos na velhice, mas essa é a nova realidade que precisamos aceitar mais cedo ou mais tarde.

Por ter sido um profissional da saúde mental por toda a vida, trabalhei com muitos pacientes. A maioria parecia mais velha do que realmente era. A dor, em especial a dor crônica, pode causar isso. Entretanto, não eram apenas as questões psicológicas que incomodavam os meus pacientes e afetaram a aparência deles. Eles também reclamavam de condições físicas e se lançavam em longos discursos sobre as dores que sentiam, o aperto no coração, e todas as coisas e pessoas que os incomodavam. Apesar de escutar com respeito, pois ouvir era uma parte importante do trabalho, sempre que eles começavam a reclamar, eu me imaginava sem reclamar se as coisas não acontecessem como eu queria e meu corpo começasse a me desafiar com limitações.

Na minha idade, enxergo na minha versão mais jovem um rapaz que tinha dificuldade em entender pacientes sofridos. Carrego essa profunda sensação de culpa, o que também é inevitável. A verdade sobre um corpo que envelhece e

Se for para viver até os 100 anos

se torna fraco só pode ser compreendida de verdade por quem vivencia isso. O que estou dizendo, querido leitor, é que não adianta reclamar das dores físicas e psicológicas do envelhecimento; as gerações mais novas, ainda que se esforcem, não entenderão do que você está falando até estarem no seu lugar.

Como podemos manter a dignidade na velhice, apesar das condições físicas? Aceitando o fenômeno do envelhecimento em si, mas procurando e aproveitando o que pudermos, enquanto pudermos. Nós, coreanos, dizemos brincando: "Você já foi velho? Porque eu já fui jovem!" Não acredito que esse provérbio sirva como desculpa para a geração idosa. Na verdade, ao envelhecer, você já foi velho e já foi jovem, então a capacidade de aceitação e o espectro de expressão devem ser maiores. Para que choramingar ou reclamar, quando há formas mais respeitáveis e sofisticadas de comunicar as condições do seu envelhecimento? Não deveríamos passar por cima da própria dignidade nem na velhice.

"Papai, você bebeu água?"

Minha filha sempre me telefonava, longe de se dar por satisfeita com o lembrete por e-mail. Esse é um dos momentos (meus filhos sempre se preocupando com a minha saúde, ou professores mais novos falando para que eu "me cuide") em que sou obrigado a encarar a minha velhice. Sempre que algo assim acontece, uma voz dentro de mim diz, com um toque de resistência: "Eu estou ótimo! Minha cabeça está novinha em folha!" É óbvio que nunca digo isso em voz alta. Porque todos eles estão certos, e a voz é apenas minha

. 38 .

Os filhos se tornam os pais

tristeza por precisar aceitar que meu corpo e minha mente estão envelhecendo. Está na hora de abraçar essa tristeza, ao mesmo tempo que paro de resistir aos conselhos dos meus filhos e conhecidos. Digo para mim mesmo: "Sim, devo escutar a todos eles. Por que não tentar ser um bom pai?"

Ainda assim, há dias em que me sinto ressentido e ranzinza. Quando isso acontece, tento me animar com uma desculpa lamentável: "Não é por causa da minha saúde que deixarei de fazer minha caminhada, mas porque meus filhos se preocupam comigo!" Sei que é infantil, mas é um bálsamo para o meu orgulho ferido e coração dolorido. Então, reconfortado, posso voltar a engolir as reclamações e a manter a dignidade apesar de todas as desvantagens que acompanham uma idade avançada. Sei que não parece grande coisa, mas estou lhe dizendo, querido leitor, essa é uma forma eficiente de aceitar com graciosidade que você está envelhecendo.

5.

ESTÁ NA HORA DE SE TORNAR
UM BOM OUVINTE

NA MINHA JUVENTUDE, EU sempre me questionava sobre duas coisas durante conversas com idosos: por que eles falavam tantas coisas insignificantes e por que falavam tão alto. Eles tagarelavam, e me parecia que a conversa andava em círculos e não terminava nunca. Sim, inúmeras vezes fiquei triste ao ver professores mais velhos da faculdade, antes conhecidos por sua renomada sabedoria e comentários lógicos e concisos, perderem o fio da meada à medida que envelheciam. Alguns se recusavam a largar o microfone durante debates públicos, como se estivessem em conferências acadêmicas. De vez em quando, chegavam até a ignorar tentativas do moderador de guiar a discussão, insistindo em anunciar pensamentos. Mais de uma vez, jurei para mim mesmo que jamais seria daquele jeito quando ficasse velho. Mas sabe de uma coisa? Agora que tenho a idade deles, acho que aqueles professores deviam pensar a mesma coisa quando eram mais novos.

— Papai...

Está na hora de se tornar um bom ouvinte

É assim que os meus filhos chamam a minha atenção, levantando três dedos para destacar que é a terceira vez que faço a mesma coisa. Pode parecer exagerado, mas é assim mesmo. Esse alerta faz eu me retrair toda vez. "Não me lembro de ter dito isso tantas vezes!", penso. Até suspeito que meus filhos mentem por puro desinteresse, mas devem ter razão na maioria das ocasiões. Por isso, criei o hábito de começar cada conversa com "Como eu já disse...".

Há vezes, porém, em que sinto necessidade de compartilhar com eles a minha perspectiva sobre a vida e valores. Eu me esforço para diluir os conselhos com um pouco de humor, para não soar como um pai chato. Mesmo assim, para a minha vergonha, eles às vezes respondem com "Menos, papai, por favor". Então me lembro daqueles professores mais velhos e me imagino falando igual a eles. Há ocasiões em que meus filhos até dizem:

— Papai, não brigue tanto com a mamãe!

— Como assim? Quando brigamos? — pergunto.

— A gente ouviu vocês gritando...

Isso, na verdade, é só uma confusão causada pelo fato de que, na velhice, nós passamos a falar mais alto. Noto que os idosos costumam elevar o tom de voz, porque não conseguimos avaliá-lo devido à perda de audição. Eu e minha esposa estamos velhos, e nossas conversas devem soar como brigas. É engraçado. Fiquei igual à imagem daqueles velhos professores.

Permita que eu nos defenda, caro leitor, já que sou um representante oficial dos idosos. Por que falamos tanto? Bem,

Se for para viver até os 100 anos

percebo que tenho mais dificuldade em me concentrar em apenas uma coisa. Conversas devem servir a um propósito. Para servir bem a esse propósito, é preciso encher linguiça. Imagine que uma conversa seja uma árvore — isso faz com que o assunto principal seja o tronco, e todos os desvios e bobagens sejam galhos. Só que, como os idosos têm dificuldade em focar em apenas uma coisa, é fácil perder as conexões entre os assuntos e darmos saltos muito longos no raciocínio associativo. Galhos demais para pouco tronco, por assim dizer. Há um ditado coreano que diz "Começamos bem, mas terminamos em Samchenpo", usado quando alguém foge do assunto inicial. Quando nos damos conta de que mudamos a rota, não lembramos mais do que pretendíamos falar, e a conversa já perdeu o rumo.

Acho que isso também acontece por causa de experiências de vida. Quanto mais velho você é, mais experiências deve ter tido, e mais convencido se torna dos próprios valores e perspectivas. Em resumo, nós, os idosos, temos muito a dizer. Acredite, somos bem-intencionados — só queremos ajudar, orientar e compartilhar nossa alegria. Sim, queremos transmitir algumas lições de vida que nos parecem valiosas.

Entretanto, tais lições teriam alguma serventia para os jovens de hoje? Na minha época, respeitávamos os idosos porque eram tidos como sábios. Dizíamos que a morte de um ancião era como o fechamento de uma biblioteca. Contudo, tratava-se de um tempo em que você ganhava conhecimento por meio de experiências. Os jovens de hoje, por outro lado,

Está na hora de se tornar um bom ouvinte

têm uma quantidade imensa de informações na ponta dos dedos, pelas quais navegam todos os dias, sem qualquer esforço. Eles traduzem vários idiomas com alguns cliques no celular e consomem vídeos do mundo inteiro. A quantidade de informações amplamente disponíveis é tamanha que algumas pessoas dizem, de forma sarcástica, que nos tornamos "um lixão de dados". Em um mundo assim, por mais que a experiência seja preciosa e tenha exigido muito esforço, talvez não seja mais tão relevante ou rara.

Eu mandava histórias de infância por e-mail para meus netos. Era uma tentativa sincera de me comunicar com eles. Apesar de eles adorarem as histórias que pareciam ter saído de um conto de fadas, não entendiam as decisões que eu tomava nem as minhas reações. No geral, expressavam tamanha confusão de 3 maneiras:

"Que besteira, vovô."

"O senhor é tão ingênuo, vovô."

"Não entendi o que o senhor quis dizer, vovô."

As crianças de hoje recebem mais educação e entendem mais sobre o mundo do que na minha época, então eu esperava as duas primeiras. Mas a terceira reação me pegou desprevenido. Eles não me entendiam, não porque minhas palavras fossem confusas, mas porque minha forma de pensar era tão distinta da deles que eles não conseguiam conceber o que eu tentava dizer. Em sessenta anos, o mundo se transformou completamente. Então, como posso afirmar que a minha experiência pessoal tem qualquer valor para os jovens que vivem num lugar tão diferente?

Se for para viver até os 100 anos

Algumas pessoas podem se questionar se acho que devemos ficar calados depois de envelhecermos. Bem, não totalmente, mas, em resumo, sim — fale menos e escute mais. Você precisa ter algo em comum com os seus ouvintes se quiser se comunicar de forma eficiente. Quanto mais se identificar com eles, mais profunda a conversa se torna. Quem você acha que tem mais chance de encontrar denominadores comuns entre idosos e jovens? Naturalmente, são os idosos, tendo vivido o passado e o presente. Devemos dar esse primeiro passo para compreender a perspectiva da juventude. Devemos ouvi-los. Não temos como vivenciar o mundo da mesma maneira que eles, mas podemos tentar entender como as coisas são diferentes. Se ainda assim você não conseguir, deve pelo menos admitir a própria ignorância.

Escutar não é um ato passivo e unilateral, de forma alguma. O termo psicológico "ab-reação" denota o processo de liberar emoções reprimidas e aliviar a ansiedade ao revisitar e reencenar experiências dolorosas escondidas no subconsciente. O simples ato de escutar bem pode ajudar o ouvinte a alcançar o feito da "ab-reação". Então a parte mais importante do trabalho de um psiquiatra é ser um ótimo ouvinte.

Hoje em dia, as coisas estão difíceis para os jovens de formas muito diversas do que era antigamente. Nada parece ir bem — escola, trabalho, casamento, criação de filhos. Eles passam pela intensa competição dessa era moderna tumultuada, que se mostra desumanizante e nociva para a autoestima. Apesar de toda a dedicação, terão menos segu-

Está na hora de se tornar um bom ouvinte

rança e estabilidade financeira do que tivemos. Não é uma previsão desanimadora? Talvez, só talvez, eles não precisem de um professor, mas de um bom ouvinte.

Quando eu era pequeno, me dava muito bem com a minha avó. Ela era uma mulher bem-humorada, com uma mente progressiva para a época extremamente patriarcal. Mesmo na faculdade, eu gostava de debater questões do mundo com ela. Eu a admirava por seus pensamentos modernos e queria ser como ela quando envelhecesse. Ao repensar o assunto, percebo que eu gostava tanto das nossas conversas porque ela me escutava de verdade; havia sempre um sorriso benevolente no seu rosto, e ela me incentivava a falar, assentindo diante de tudo que eu dizia, e eu continuava matraqueando feito um papagaio.

Não sei quando começou, mas, conforme fui envelhecendo, encontrava o coordenador de algum evento vindo de fininho na minha direção após conferências.

— Professor, o senhor deve estar exausto depois de um dia tão longo — sussurrava ele.

Conferências acadêmicas costumam durar o dia inteiro, então todos ficam cansados ao final delas e se animam com a festa de encerramento, quando podemos bater papo e nos atualizar sobre a vida uns dos outros. Eu não queria ficar de fora. Sempre que um coordenador falava assim comigo, já tinha uma resposta pronta.

— Ah, estou ótimo.

— Não tem problema se o senhor estiver cansado... — retrucava o coordenador, depois de um instante.

Se for para viver até os 100 anos

Se eu negasse de novo, um colega acadêmico se juntava ao coro.

— Ah, hoje foi cansativo. É melhor o senhor descansar.

A ficha finalmente caía — eu tinha perdido a oportunidade de ir embora de forma digna na segunda tentativa. Não me leve a mal, querido leitor, sei que eles estavam mesmo preocupados com um professor idoso, com várias condições de saúde. Sei que sou um dos professores mais velhos nos eventos, e a minha presença na festa de encerramento significa que as pessoas devem se comportar. Quando me lembro de como eu era na juventude, só me resta rir.

A minha tarefa naquela época era mandar os membros mais velhos do corpo docente para casa antes de a festa começar. Jovens acadêmicos anseiam pelo evento, querem relaxar e se divertir. A presença de um idoso, ainda mais numa sociedade como a da Coreia do Sul, em que a hierarquia se baseia na idade, pesa o clima. Mesmo que o idoso seja muito simpático e amigável, todo mundo se sente pressionado a se comportar e falar de maneira respeitosa. Então, dotado dessa importante missão, eu esperava pelo momento certo e ia atrás dos professores mais velhos quando eles não davam sinais de cansaço: "O senhor não está cansado?"

Eles esfregavam o rosto, confusos, se perguntando se estavam ou não cansados. Eu não me dava por vencido e ia além: "Chamei um táxi para o senhor!"

Assim, eles não tinham escolha: entravam no táxi e iam embora da festa, meio satisfeitos, meio obrigados. Existe um ditado coreano que diz: "Com os jovens, feche a boca

Está na hora de se tornar um bom ouvinte

e abra a carteira." Que cruel! Ser velho não é crime. Os idosos sempre precisam ficar atentos ao clima social. Quando reflito sobre a minha juventude, entendo que o ditado carrega certa verdade. Mesmo assim, é impossível não me sentir um pouco excluído. Nessas festas de encerramento, eu pensava: "Droga, consigo ficar mais um pouquinho — queria que deixassem eu aproveitar só um pouco!" Em idade avançada, além de sabermos escutar, devemos saber quando ir embora. Deixe os eventos sociais para a próxima geração. Se tentar roubar o foco, talvez seja apenas por *noyok* (노욕), a "ambição na velhice". A verdadeira virtude da terceira idade está no autocontrole. De certa forma, os professores mais jovens estavam me ajudando a exercitar a difícil virtude do autocontrole. Eu deveria lhes agradecer.

É claro que o autocontrole é uma habilidade engrandecedora para todos, jovens ou velhos, mas tem uma importância especial na velhice. É a habilidade de parar na hora certa, o que exige autoconhecimento. Você precisa entender e avaliar corretamente quem você é e a situação em que está, e essas informações lhe ajudarão a saber quando exercitar essa virtude.

Tive um grande mestre que me ensinou sobre o autocontrole. Ele foi meu professor no ensino médio e, após a formatura da minha turma, passou a lecionar numa faculdade, onde ficou até se aposentar. Tive a chance de reencontrá-lo numa das nossas reuniões de ex-alunos. A turma já estava na meia-idade naquela época, e convidá-lo para dar um discurso foi uma decisão unânime. Todos sentíamos sau-

Se for para viver até os 100 anos

dade dele — um homem com pensamentos progressistas, de mente aberta e um coração enorme, cuidando de todos os alunos com interesse verdadeiro.

Fui encarregado de fazer o convite. Quando o visitei pela primeira vez em décadas, ele me recebeu com carinho. Expliquei a ocasião e o convidei, mas ele agradeceu o convite e o declinou. Disse que ficaria tagarelando, animado demais por reencontrar os alunos após tanto tempo. Sentia que estava se alongando demais nas conversas e sempre desviando do assunto.

Mas eu não desistiria tão fácil. Insisti, explicando que todos tinham aprendido muito com seus pensamentos modernos e sua mente aberta, e como sentíamos falta dele.

— Não sou mais aquele jovem professor. Vou decepcionar a todos se estiverem esperando por aquele rapaz de antes.

Por fim, tive que ser teimoso.

— Senhor, até parece que nós não mudamos. Estamos todos na meia-idade agora. Também não somos mais aqueles garotos!

Diante disso, o professor concordou em ir, mas com uma condição: ele iria anotar as poucas palavras que desejava falar em um papel, as leria e não se estenderia.

Para ser sincero, como era um homem de meia-idade na época, não entendi por que ele insistia tanto em fazer um discurso rápido. Porém, compreendi quando chegou a hora de o professor discursar. O evento em si havia começado muito bem: um encontro alegre de alunos e seu amado mestre. Tantas memórias voltaram e, de repente, todos pareciam

Está na hora de se tornar um bom ouvinte

ter rejuvenescido décadas. No auge do evento, chegou a hora do discurso do professor convidado. Ele pegou o papel e começou a ler. Assim como nos velhos tempos, cada frase continha um ensinamento inteligente, e cada palavra refletia a postura progressiva de que nos lembrávamos. Após o começo, porém, ele se empolgou; saiu do roteiro e mudou de assunto, perdendo a coerência habitual. Era exatamente o que ele temia! Escrevi um bilhete pedindo para que ele encerrasse o discurso.

— Ah, que ótimo! — exclamou o professor entre uma frase e outra, depois de lê-lo. — Era por isso que eu não queria vir, mas vocês insistiram!

Caímos na gargalhada.

As tentativas dele de controlar a duração do discurso foram em vão, mas a maneira como lidou com a situação me impressionou. Na época, não pensei muito além de "Nossa, o que aconteceu com aquele homem brilhante e disciplinado?". Mas, conforme eu mesmo fui envelhecendo, percebi que meu professor havia demonstrado autoconhecimento e autocontrole, algo que é bastante raro.

Quantos idosos são tão cientes das mudanças no próprio comportamento, se esforçando para melhorar? Quantos são capazes de fazer a distinção entre aquilo que conseguem fazer e o que não conseguem? Conheço muito mais pessoas que enxergam a idade avançada como um título de honra, se comportando de forma arrogante ou tentando falar por cima de todo mundo, na crença de que merecem ser mais ouvidas do que os outros. Como era sábio meu professor. Ele

Se for para viver até os 100 anos

pensou primeiro nos alunos e no decoro, questionando se acrescentaria algo ao evento mesmo tendo sido convidado.

Lembre-se de que a dignidade está em saber quando parar. Nós, das gerações mais antigas, que fomos os personagens principais da sociedade em nosso auge, agora precisamos nos afastar e assumir papéis coadjuvantes. Talvez você tenha dificuldade em confiar nas gerações mais jovens, sejam colegas de trabalho mais novos, sejam seus filhos, mas entenda que o controle não está mais nas suas mãos. Por outro lado, isso significa que você está livre para aproveitar o restante da vida.

Sendo assim, companheiros idosos, ofereço dois conselhos para vocês em nossa velhice: escutem e saibam quando sair de cena. É como no primeiro verso do belo poema "Falling Leaves", de Lee Hyeong-gi, que reflete sobre como a pessoa que se retira no momento certo tem belas e inesquecíveis costas.

PARTE II

Não deixe esta vida com arrependimentos

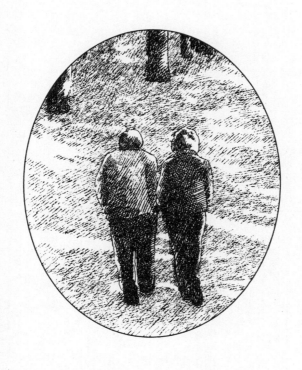

1.

A VIDA É CURTA DEMAIS PARA DEIXAR AS COISAS PARA DEPOIS

Kim Jae Eun é um professor quatro anos mais velho do que eu. Ele foi um dos pioneiros da psicologia pedagógica na Coreia do Sul. Deu aulas e pesquisou a vida inteira. É um homem íntegro, que continua sendo um membro produtivo da sociedade com sua sagacidade acadêmica. Com quase 90 anos, ainda é um exemplo de vigor mental e positividade, e eu o admiro muito. Com esse discurso, talvez eu pareça um discípulo, mas somos apenas amigos próximos que debatem sobre a vida. Em outras palavras, o professor Kim tem a mente aberta e é muito generoso com suas amizades.

Ele gosta de dizer: "Passei a vida toda cercado por pessoas boas!" Essa é sua forma de expressar gratidão por ter encontrado tanta gente dedicada a levar felicidade para os outros. Enfatiza que, na velhice, devemos agir de imediato quando sentimos saudade de alguém. Como ele bem sabe, enrolar pode causar um arrependimento eterno.

O professor Kim me contou que era muito próximo de um colega de trabalho mais velho — seu antigo chefe, Park

Se for para viver até os 100 anos

Moon Hee. Eu também conheci o Dr. Park, trabalhei no hospital psiquiátrico nacional quando ele era o diretor. Park já era conhecido, naquela época, por seus esforços pioneiros em melhorar o então precário sistema de saúde mental sul-coreano. Em resumo, não havia ninguém igual a ele na área de estudos psiquiátricos. Um dia, ele ligou para o professor Kim.

— Professor Kim, o senhor não sente a minha falta?

O Dr. Park não era um homem dado a sentimentalismos. Seus telefonemas costumavam ser encerrados com um amigável e desinteressado "Vamos almoçar qualquer dia desses". Mas aí, do nada, surgiu aquela pergunta estranha... O professor Kim ficou atônito.

— Ah, claro que sinto, vou lhe fazer uma visita, talvez na semana que vem! Eu acabei de pensar no senhor!

Uma semana depois, Kim recebeu a notícia da morte do Dr. Park. A decisão de adiar o encontro em apenas uma semana permanece sendo um de seus maiores arrependimentos. Sempre que ele conta a história, começa com um triste "Essa é a coisa de que mais me arrependo na vida...".

O tempo não espera por ninguém. Se você sente saudade de uma pessoa, não adie o contato. Enquanto se é jovem, isso pode esperar até amanhã, mas é melhor agir de imediato após chegar à meia-idade. Se um parente morar perto, que bênção! E se um telefonema levar a um encontro ao vivo, o que poderia ser melhor que isso?

Agora que estou mais velho, as circunstâncias me impedem de me reconectar com as pessoas de quem sinto falta.

A vida é curta demais para deixar as coisas para depois

Todo dia útil, chego ao meu escritório e a primeira coisa que faço é ligar o computador. Leio e-mails e então dou uma olhada no Facebook. Um dia, recebi uma notificação de aniversário. Fiquei em choque, porque era de um amigo que faleceu há muitos anos. Deixei um comentário na página dele: "Feliz aniversário. Como está a vida por aí?"

Conheci esse amigo na faculdade. Na época, um dos pulmões dele estava tão ruim que ele precisou fazer uma cirurgia de emergência. Todos os nossos amigos foram ao casamento de um colega de turma, menos eu, porque queria que ele tivesse alguém ao seu lado quando acordasse.

Ao visitar o perfil no Facebook, encontrei um comentário do ano anterior, feito pelo colega de turma cujo casamento perdi, desejando um feliz aniversário. Não havia, contudo, comentários dele neste ano, pois ele também havia falecido.

Mais da metade dos meus amigos de faculdade já morreu. O restante vive em casas de repouso, com problemas de saúde, ou tem dificuldade de locomoção que impede que eles saiam de casa. Às vezes, mando e-mails coletivos para esses amigos — atualmente, apenas dois respondem. Sempre que verifico minha caixa de entrada, fico com medo de encontrar más notícias.

A solidão é inimiga de uma vida feliz. A forma mais fácil de combater essa vilã é convivendo com velhos amigos. O tempo parece voar quando se recorda dos bons tempos com amigos, não é? Na velhice, é sábio mantê-los por perto. Eles são testemunhos vivos de suas conquistas do passado — da vitalidade da juventude e de realizações de uma vida toda

Se for para viver até os 100 anos

— e podem ajudar a aliviar qualquer sentimento de vazio que surja com a idade. Não posso negar o conforto que sinto com a companhia de velhos amigos que enfrentaram a jornada do envelhecimento ao meu lado. Então, quando estiver com saudade de alguém, não perca tempo e entre em contato. A vida é curta demais para hesitar e deixar as coisas para depois.

Na juventude agitada, dominada pelo trabalho, pode ser difícil socializar. Entendo todos gostarem de ter amizades perfeitas e verdadeiras por perto, mas a verdade é que somos obrigados a conviver com pessoas desagradáveis no trabalho, ou temos chefes difíceis. Imagine ser procurado por gente que só deseja pedir favores. Talvez você fique tentado a abandonar tudo e se isolar, vivendo longe da civilização e sem qualquer contato social.

Uma das primeiras coisas que adorei na aposentadoria foi a liberdade para escolher. Não era mais obrigado a fazer coisas chatas. Podia dedicar o meu tempo a pessoas de quem gostava e a trabalhos que achava importantes, sem que ninguém me atrapalhasse. Que revigorante! Se quisesse encontrar alguém, poderia telefonar sem hesitar. Pedia para me ajudarem com os meus projetos sem restrições de títulos profissionais ou conflitos de interesse. O apoio e a amizade das pessoas ao meu redor foram a razão para eu me dedicar a pesquisas e ao trabalho voluntário depois que me aposentei. Sem elas, e o prazer que encontramos em vários projetos, esses meus anos avançados teriam sido solitários e vazios.

Infelizmente, essa é uma das vantagens restritas a quando se está com saúde. Desde que cheguei aos 80, ficou mais

A vida é curta demais para deixar as coisas para depois

difícil me encontrar com as pessoas, pois a minha energia acaba rápido. E há menos gente para encontrar. Tantos amigos faleceram, e os que continuam vivos têm problemas para se locomoverem sozinhos. É comum idosos perderem o contato uns com os outros. Não há nada mais triste do que ir ao funeral de alguém com quem você perdeu contato recentemente.

Um dia, no inverno de 2014, recebi um obituário desanimador. Eu estava no Nepal. Tenho uma conexão especial com esse país, que nasceu do meu fascínio pelo Himalaia, o qual visitei pela primeira vez em 1982 como parte de uma expedição de acadêmicos pelo monte Makalu. Essa conexão se fortaleceu quando, em 1994, criei um grupo voluntário no Ewha University Hospital, onde eu lecionava na época, para fazer trabalhos todos os anos. Naquele ano, tive dois eventos importantes lá. Três alunos meus, que também eram voluntários, foram com suas famílias à nossa 20ª viagem ao Nepal. Meus amigos, que eram artistas locais — escritores, pintores e músicos —, organizaram um evento para o lançamento do livro *Seto Bagh*, escrito por Diamond Shumsher Rana e traduzido para o coreano por mim (*Seto Bagh* significa tigre branco). Rana lutou a vida toda pela democracia no Nepal.

Com essas duas ocasiões incríveis acontecendo ao mesmo tempo, eu estava ansioso e orgulhoso. Eu e minha esposa fomos ao lançamento do livro com o nosso filho e a nossa neta, que se distraiu com o celular, graças à impressionante conexão de Wi-Fi no Himalaia. No meio do evento, peguei o telefone dela emprestado para ver se eu havia recebido algum e-mail importante. Senti um aperto no coração quando vi

Se for para viver até os 100 anos

um com o assunto: "Encaminhado: Obituário". Eu sabia que não daria tempo de ir ao funeral. Decidi não me preocupar com aquilo até voltar para a Coreia, mas acabei clicando nele sem querer. A mensagem me deixou sem ar: era a notícia da morte do meu melhor amigo.

Há um velho ditado coreano que diz: "A primavera chegou, mas não parece primavera" (봄이 왔건만 봄 같지 않다). Me senti exatamente assim com aquela notícia. Tudo que acontecia ao meu redor no Nepal deveria me encher de alegria, mas não foi o caso. Por estar no meio do evento de lançamento, não pude compartilhar o que estava sentindo com a minha família e precisei guardá-los para mim até o fim do dia. Até hoje, me recordo vividamente do terrível choque que senti.

O meu amigo se chamava Park Doe Il. Nós nos conhecemos quando tínhamos 13 anos e fomos amigos por mais de seis décadas. Na época, Doe Il era precoce e parecia uma enciclopédia ambulante. Nos tempos de escola, quando só andávamos de cabeça raspada, começamos um clube do livro que ele liderava e nos reuníamos uma vez por semana para debater as histórias e ouvir discos de vinil antigos. Doe Il adorava Camus, uma grande influência na Coreia do Sul na época, e lia os livros escritos por ele em voz alta. Também analisava sinfonias complicadas com uma fluência admirável. Acredito que meu amor por poesia e artes visuais tenha surgido em grande parte por causa do meu querido amigo naqueles anos de juventude.

. 58 .

A vida é curta demais para deixar as coisas para depois

Certa vez, ele teve uma overdose. Ao receber a notícia, o clube do livro se reuniu e iniciamos um debate estranho. Um membro, que depois se tornaria um dos escritores mais respeitados da Coreia do Sul, argumentou que deveríamos respeitar a decisão de Doe Il, já que tentar o suicídio se tratava de uma escolha que dizia respeito somente a ele. Acredito que a discussão sobre vida e morte foi incitada pelas nossas mentes adolescentes — sensíveis, intelectualmente curiosas, voláteis. Eu argumentei que não tínhamos como saber as verdadeiras intenções dele a menos que perguntássemos. Para isso acontecer, Doe Il precisaria sobreviver, e reconhecer isso deu fim ao debate.

Sempre um pensador profundo, Doe Il estudou Filosofia na faculdade e seguiu o próprio caminho, apesar dos perpétuos questionamentos e inseguranças. Até dois anos antes de sua morte, nos encontrávamos quase toda semana para comermos *udon* e conversarmos sobre os velhos tempos. *Udon* era nosso lanche favorito na época do colégio e quando não tínhamos dinheiro, e sempre despertava memórias. Entretanto, no ano que antecedeu a morte dele, as nossas agendas não estavam se alinhando e não nos encontramos. Se eu soubesse que a amizade acabaria de forma tão abrupta, sem uma despedida, teria feito de tudo para nos vermos. O arrependimento é um peso na minha consciência, só que não há mais nada a fazer.

O que significa estar vivo? Parar de respirar e o coração deixar de bater significa estar biologicamente morto. Mas não existe verdade no clichê de que enquanto você se lembra

Se for para viver até os 100 anos

e sente falta de alguém essa pessoa continua viva de alguma maneira? Doe Il pode ter falecido, mas me recordo dele como se o tivesse encontrado ontem. Eu me lembro dele como o rapaz de coração delicado, apaixonado pela arte. Não consigo expressar como minha vida foi enriquecida e preenchida pelas preciosas memórias com esse amigo. Como tive sorte de conhecê-lo e ter sua amizade neste mundo! Agora, só posso olhar para o céu e dizer: "Você tornou minha vida mais feliz, meu caro."

Acredito que os verdadeiros legados não ficam entalhados em lápides. Algumas pessoas, temendo ser esquecidas, pedem para que os títulos do passado, versos de um poema ou citações famosas sejam gravados em seus túmulos. Mas até o que você escolher para estar ali não vai durar para sempre. Até o que é entalhado em pedra não é sempre lembrado. Os únicos registros que deixamos são as boas memórias criadas com quem amamos. Se eu puder tornar a vida de alguém um pouco mais feliz, minha existência não terá valido a pena?

Muitos de nós usam as memórias felizes que criamos para sobreviver a cada dia. Caro leitor, como você quer ser lembrado? Como a pessoa que foi parte essencial da felicidade de alguém? Como podemos esquecer que todo dia é uma oportunidade para não pensar apenas nas mensagens entalhadas?

2.

TRABALHAR EM EXCESSO?
CHEGA DISSO

EM 1981, NO AUGE da industrialização nacional da Coreia do Sul, a LG construiu uma fábrica de televisores em Huntsville, nos Estados Unidos. A KBS (sigla para Korean Broadcasting System — ou seja, Sistema Coreano de Transmissão, em tradução livre), uma das maiores emissoras coreanas, documentou e transmitiu o processo, desde a construção até o funcionamento. O filme personificava o sentimento nacional de apoiar as novas empresas coreanas.

Faz mais de quarenta anos que assisti ao documentário, mas nunca me esqueci de um detalhe. O executivo coreano encarregado da fábrica visitou a casa de um dos empregados americanos para conversar com a família dele.

— Sou grato por toda a dedicação do seu marido à nossa empresa — disse o executivo para a esposa do funcionário. — Adoraria poder retribuir de alguma maneira. Então, por favor, me diga um meio de recompensá-los.

Fiquei me perguntando se ela pediria por um aumento ou um bônus.

Se for para viver até os 100 anos

— Senhor, só lhe peço que o meu marido possa voltar para casa no horário — respondeu a mulher.

Fiquei atônito. Naqueles tempos, a sociedade coreana estava focada no único objetivo de trabalhar sem parar para aumentar a prosperidade do nosso povo, no nosso país. Um provedor que ganhasse muito dinheiro era o chefe de família ideal. Mas aquela mulher abriria mão de uma oportunidade incrível para que o marido voltasse para casa no horário?

Um amigo meu, hoje com quase 90 anos, diz em um tom cheio de remorso: "Eu não precisava ter trabalhado tanto."

Ele me conta como seu estilo de vida workaholic afastou a esposa e os filhos. Muitos coreanos da minha geração, infelizmente, concordariam com esse amigo. Nossa cultura focada em crescimento exigiu sacrifícios de muitos de nós. Sempre nos esforçávamos para trabalhar mais, para não ficar para trás e vencer a concorrência. Estávamos sempre correndo. Quando a estabilidade vagarosa e bucólica da nossa sociedade agrícola desapareceu da noite para o dia, uma era de competição dominou a todos sem dar trégua. Não é de surpreender que a principal causa de morte de pessoas com mais de 40 anos no país tenha se tornado excesso de trabalho.

Infelizmente, pouco mudou. Entretanto, nos últimos anos, a expressão "equilíbrio entre vida e trabalho" ganhou força na Coreia do Sul, insinuando uma aspiração moderna por buscar certa harmonia entre os tempos dedicados à vida profissional e pessoal. Esse equilíbrio é um dos fatores mais procurados pelos jovens profissionais no mercado de

Trabalhar em excesso? Chega disso

trabalho. Na minha opinião, é uma tendência positiva, que leva aos poucos nossa sociedade para um caminho melhor. O que me desanima é que essa tendência é um lembrete da nossa cultura persistentemente competitiva e maníaca por trabalho.

Minha esposa afirma que seus 30 a 40 anos passaram num piscar de olhos. Ela não se recorda muito dessa época, pois estava atordoada pela quantidade de coisas que precisava fazer tendo quatro filhos e trabalhando. Concordo plenamente.

Há pouco tempo, conversei com meu filho mais velho sobre isso. Ele me contou que não se sentia em casa na própria casa na época da escola, quando eu e minha esposa trabalhávamos fora o dia todo. Ele se sentia responsável pelos três irmãos mais novos. Como pai, não consegui colocar em palavras a culpa que senti por fazer meu filho, tão jovem, sofrer tanto estresse.

A era do excesso de trabalho deve chegar ao fim. Sim, não se trata mais de sobrevivência, e sim de boa qualidade de vida! O tempo em que longas horas de trabalho mal remunerado carregavam a economia nas costas não ficou para trás? Precisamos olhar para o futuro, quando apenas mentes criativas conseguirão gerar uma economia bem-sucedida. Fomentar a criatividade exige tempo suficiente para descansar e se divertir, ousadia para correr riscos e liberdade para tentativas e erros.

Por outro lado, ouso perguntar: será que todos nós nos matamos de trabalhar não por vontade própria, mas para

Se for para viver até os 100 anos

sobrevivermos, para conseguirmos nos sustentar? Por que sacrificamos nossa juventude e ficamos obcecados com trabalho?

Quando comecei a trabalhar numa instituição psiquiátrica, a realidade da área na Coreia do Sul estava muito distante dos ideais que aprendi nos livros da faculdade. Na época em que fui médico docente no Yonsei University Severance Hospital, não havia textos médicos com uma tradução decente para lecionar. Me lembro de como lutei com textos estrangeiros na minha época de estudante, procurando desesperadamente por traduções. Como ninguém executava essa tarefa ingrata, assumi as rédeas da situação. Com o inglês limitado, eu passava o tempo todo consultando dicionários e me dedicando às traduções. Quando, após muito esforço, elas foram publicadas, tornaram-se uma ferramenta útil, uma raridade, para muitos enfermeiros e terapeutas, sem mencionar os profissionais de saúde mental.

Nos anos 1970, tratamentos desumanos em instituições psiquiátricas, que incluíam métodos de contenção e alas fechadas, ainda eram a norma na Coreia do Sul. No exterior, o sistema de alas abertas ganhava força, mas nenhum médico coreano ousava experimentar uma mudança tão drástica por medo dos rígidos regulamentos dos hospitais e de tutores céticos. Por sorte, consegui convencer a universidade a me dar carta branca para administrar o hospital. Confiante de que um ambiente melhor ajudaria os pacientes, me tornei o primeiro a estabelecer instituições psiquiátricas com um sistema de alas abertas na Coreia do Sul.

Trabalhar em excesso? Chega disso

Era um desafio, mas eu ficava animado em ir para o trabalho, que eu adorava. Quando tentava aplicar teorias médicas na vida real, me sentia como um agricultor, arando um campo cheio de pedras. Nada me assustava, e eu enfrentava novos desafios a cada oportunidade. A sensação de foco e a satisfação absolutos faziam os meus pensamentos serem tomados pelo meu emprego. Se fosse apenas uma questão de dinheiro ou fama, eu não teria mergulhado no trabalho da mesma maneira.

Muitas pessoas dizem que desperdiçaram a juventude trabalhando. Sem dúvida, você pode se arrepender por ter perdido algumas coisas enquanto estava focado na carreira. Mas é preciso se questionar primeiro por que esse excesso de preocupação com o trabalho existia. Você não encontrou um senso de propósito, prazer e realização no seu emprego, pelo menos no começo? Não sentiu orgulho do profissional que era? Se foi o caso, se parabenize. Um dos maiores prazeres que o ser humano encontra vem do trabalho. Poder apreciar isso não é uma sorte?

Se ainda estiver arrependido, talvez seja porque se sentiu obrigado a adotar um estilo de vida, em vez de se dedicar. Muitos dos meus pacientes foram homens de quarenta e poucos anos que sofriam sintomas de burnout. Todos queriam se encontrar por outros meios que não fossem a carreira. Entretanto, a maioria fracassou não por falta de tempo ou de recursos, mas porque não sabia quais seriam esses outros meios. Não importava se eles estavam desesperados por mais equilíbrio entre trabalho e vida pessoal,

Se for para viver até os 100 anos

seus lamentos eram sempre em vão. A verdade é que, para ter uma vida equilibrada, você precisa se conhecer.

Sou mais feliz quando estou trabalhando? Sou mais feliz interagindo com pessoas e construindo relacionamentos? O que me permite ser eu mesmo? As pessoas que conseguem responder a essas perguntas não se sentem numa corrida sem sentido. Elas não sentem a necessidade de derrotar os outros e cruzar a linha de chegada em primeiro lugar. O foco é apenas o que querem fazer, do jeito que querem fazer. Já as pessoas que não têm as respostas para essas perguntas acabam se adaptando aos padrões dos outros. Tentam acompanhar o fluxo. Quando param para pensar, arrependidas, se perguntando por que trabalharam tanto, a juventude já passou.

Nem todo mundo se dedica. Ao afirmar isso, quero dizer que o prazer que se sente ao se dedicar de verdade é uma recompensa reservada apenas para quem se conhece e encontrou um emprego recompensador. Se você se identificou com algo deste capítulo, caro leitor, então dê a si mesmo uma folga e aprecie sua natureza trabalhadora. A boa notícia é que o trabalho é uma missão vitalícia. Se aposentar não significa parar de trabalhar. Se ainda não encontrou um propósito e o prazer do ofício, por que não começar agora? Busque algo que tenha um significado real para você e seja feliz ao realizá-lo.

. 66 .

3.

O DESAFIO DE CRIAR FILHOS

NA DÉCADA DE 1980, quando o movimento democrático estava no auge, os universitários sul-coreanos que organizavam protestos e a polícia que os reprimia com brutalidade viviam em pé de guerra. Um professor mais velho da faculdade, por acaso, estava passando pela estação de Seoul durante uma das manifestações e se deparou com a filha na frente do grupo. Os batimentos do coração dele dispararam. Ele entendia por que ela estava protestando, mas ficou com medo de que se machucasse. Após hesitar por um instante, o professor comprou um par de tênis em uma loja por perto e o entregou para a filha, tentando evitar que ela se ferisse ao sair correndo de salto alto. Por causa desse pequeno ato de amor parental, ele foi interrogado pela agência de serviço secreto de inteligência, sob acusações de ter incentivado os manifestantes. Naquela época, a realidade era um absurdo.

Qualquer um poderia entender como pais ficam preocupados com a segurança dos filhos. Ao contemplar o bem-estar deles a longo prazo, porém, fica difícil determinar ao certo o que seria melhor para eles. Seria melhor respeitar a autonomia deles e as decisões que tomam? Se for o caso, o

Se for para viver até os 100 anos

que fazer para ajudar, como pai? Esses são os conflitos que muitos progenitores — talvez todos — encaram ao tentar criar filhos da melhor maneira possível. Na história que contei, o professor decidiu que, apesar de estar preocupado com a segurança da filha, seria melhor comprar tênis confortáveis do que esperar que ela abandonasse um protesto e uma causa em que ela acreditava.

Criar filhos é uma tarefa e tanto, porque não existe manual. Todo pai tem uma personalidade diferente, toda criança tem um temperamento diferente, e há circunstâncias diversas no caminho de cada família. Em resumo, é uma tarefa que varia de caso para caso, tornando impossível até para o especialista mais competente oferecer métodos infalíveis para lidar com problemas complicados na criação dos filhos. Então, essa é uma tarefa que cabe apenas aos pais, e você terá que tomar decisões de improviso e manter a cabeça fria, uma vez após a outra. De vez em quando, talvez você perceba que nem entende seus filhos tão bem quanto pensa.

Quando o meu filho mais velho, que hoje é astrônomo, era pequeno, se interessou por estrelas muito antes de entrar na escola, e a família sempre debateu sobre como uma criança tão jovem poderia ficar obcecada pelo céu. Na época das férias escolares, eu o levava para visitar um velho mentor, que gostava de perguntar várias coisas a ele. Com base nessas breves sessões, o mentor chegou à conclusão de que o meu filho, com os dois pais trabalhando até tarde, não tinha nada para fazer além de encarar as estrelas à noite. Em resumo, aquele interesse era uma manifestação da ansiedade que

O desafio de criar filhos

o meu filho sentia. Só mesmo um psicólogo para concluir uma coisa dessas.

Para ser sincero, não concordei. Quando eu era pequeno, escalava um caquizeiro para passar o tempo. Após a independência da Coreia do Sul, minha mãe fazia muitos trabalhos voluntários. Na época, eu era sensível e chorava demais, levava tudo para o lado pessoal. Quando sentia falta da minha mãe, escalava o caquizeiro e subia no telhado da casa, só para ficar sentado sozinho, chorando.

Quando compramos o terreno em Deungchon-dong para construir a nossa casa, instalei uma escada que ia direto para o telhado, para meus filhos brincarem lá. À noite, era o lugar perfeito para observar constelações. Então, imaginei que o meu filho sonhasse em se tornar astrônomo por causa da minha perspicácia e o observatório improvisado criado por mim. No fundo, eu me orgulhava de ter influenciado o sonho do menino.

Mas sabe de uma coisa? Nós dois estávamos errados! O sonho dele começou quando morávamos em Dapsimni, nas redondezas de Seul. Meu filho brincava com os amigos numa ruazinha e, por volta do pôr do sol, eles começavam a ser chamados de volta para casa, um a um. Meu filho sempre era o último e ficava olhando para o céu até eu e minha esposa voltarmos do trabalho. Ele descobriu que uma estrela brilhante sempre era a primeira a surgir quando anoitecia e queria saber o nome dela, mas nenhum professor na escola, nem eu ou minha esposa, encontramos a resposta. Então, um dia, ele estava lendo uma revista estudantil e descobriu que a "estrela" era, na verdade, um planeta, Vênus. Foi então que

Se for para viver até os 100 anos

ele se interessou pelos astros e, quando a *Apollo 11* pousou na Lua, a decisão de se tornar astrônomo foi tomada.

É claro que muitos fatores diferentes devem ter contribuído para esse sonho. Só que o motivo que ele escolheu, acima de todos, foi a própria curiosidade. Não foi ansiedade, como meu antigo mentor acreditava, nem porque lhe proporcionei um lugar em que ele pudesse olhar as estrelas. Ele apenas descobriu a existência das estrelas numa época em que seus interesses estavam se formando, ficou curioso e as estudou. Só isso

Querido leitor, se você tem filhos, sabe como é surpreendente as lembranças deles serem diferentes das suas. É comum que meus filhos não se recordem de algo que considerei ser um grande gesto da minha parte, e alguns eventos que desapareceram da minha memória tenham se tornado lembranças duradouras para eles. Essa é a parte complicada de ser pai. Nem sempre aquilo que você se esforça para oferecer os afeta, e as coisas em que você nem pensa causam um efeito maior do que o imaginado.

Para falar a verdade, não gostava de me lembrar do tempo em que minha família viveu em Deungchon-dong. Na época, o lugar era um distrito construído de forma apressada para pessoas desesperadas por habitação, porque a população havia crescido rápido. Por isso, não era o melhor bairro para famílias com crianças pequenas. Os meus filhos precisavam atravessar uma estrada sem faixa de pedestres para pegar um ônibus, ou subir uma colina para ir à escola. Ruas sem asfalto se transformavam em poças de lama sempre que

O desafio de criar filhos

chovia. Eu trabalhava no Yonsei University Severance Hospital na época, e sempre ficava incomodado ao ver os meus sapatos sujos deixando manchas de lama no piso limpo do hospital nos dias de chuva. A primeira coisa que eu fazia ao chegar no trabalho era ir ao banheiro para limpá-los. O pior era que, como a construtora contratada faliu, a casa só ficou pronta pela metade, sem o portão da frente. Eu me sentia culpado por criar meus filhos num ambiente tão perigoso, e vivia preocupado.

No entanto, para a minha surpresa, descobri que eles se lembram dessa época com muito carinho. Eles me contaram sobre como viam faisões e cobras na colina a caminho da escola, e até brincavam com macacos e pássaros. Nos lotes vazios, eles brincavam com um grupo de crianças da vizinhança até tarde da noite. Sem o portão de casa, minha família fez amizade com o bairro todo, criando laços quase que de sangue. O lugar que sempre lembrei como um bairro perigoso é considerado um parquinho para os meus filhos, cercados por tudo que a natureza tinha a oferecer.

O que significa criar bem os filhos? Os pais querem fazer de tudo, mas não existem garantias de que tamanho esforço vai servir para alguma coisa. As crianças absorvem aquilo de que precisam, não o que você deseja, e constroem mundos próprios. Vou usar o meu diploma por um instante: se nossos esforços como genitores raramente têm impacto sobre a criação do jeito como pretendemos, então é mesmo justo pensar que fazemos o difícil trabalho de educá-los? De acordo com essa perspectiva, eles fazem isso sozinhos,

Se for para viver até os 100 anos

crescendo e se desenvolvendo ao redor das nossas decisões. Por experiência própria, posso dizer que pais que se sentem realizados têm filhos fortalecidos, que crescem no solo adubado por esse sentimento de realização e absorvem o máximo possível de nutrientes. Isso quer dizer que você não precisa tentar seguir qualquer ideia de "bom pai" que tenha em mente, porque, se você viver bem, naturalmente se tornará um ótimo pai para seus filhos — e isso é tudo de que eles precisam.

Quando comecei a trabalhar no Ewha University Hospital, a internações não eram aceitas e não existia uma ala específica. Sob a minha orientação, abrimos uma pequena ala com capacidade para 20 pacientes. Eu levava os meus filhos para fazerem visitas, o que deixava os familiares horrorizados. Eu ouvia sermões por fazer aquilo. Mas qual era o problema de lhes mostrar o meu trabalho? Nunca pensei que o tratamento de pacientes com questões de saúde mental fosse um estigma do qual os meus filhos deveriam ser protegidos, e não achava certo considerar pessoas com condições psicológicas e neurológicas como potenciais ameaças. Então eles continuaram me acompanhando e eram bastante mimados pela equipe e pelos pacientes.

No Natal ou em feriados, as crianças apresentavam peças ou cantavam para os funcionários e os pacientes do hospital. Ninguém lhes dizia para fazerem isso. Elas conversavam e combinavam tudo, e eu ficava muito orgulhoso. Às vezes, as apresentações-surpresa eram criativas e, em outras, eram tão perspicazes que nós, adultos, éramos obrigados a repen-

O desafio de criar filhos

sar muitos dos nossos comportamentos. Os meus filhos se juntavam a nós — funcionários do hospital, pacientes e cuidadores — como convidados especiais em passeios externos durante a primavera e o outono. O tempo que passávamos juntos oferecia aos pacientes oportunidades valiosas de se reconectarem com o mundo exterior — o que era uma vantagem inesperada —, e os meus filhos ganharam muito ao encararem as circunstâncias únicas daqueles encontros.

Em 1974, introduzi no Ewha University Hospital a terapia psicodramática como forma de tratamento, em colaboração com o roteirista Oh Young Jin, o professor Rhee Kang Baek e o diretor Kim Sang Yeol. O meu filho mais velho foi muito influenciado por essas interações com pensadores e artistas criativos. Oh, a quem ele chamava de "vovô", lhe contou muitas histórias mitológicas sobre as estrelas. Rhee até lhe mostrou rascunhos de um roteiro que ainda não havia sido produzido nos palcos, além de demonstrar interesse nas tentativas do meu filho de escrever um romance — e opinava! Agora adulto, ele adora livros e peças e gosta de ir a museus de arte. Sem dúvida um reflexo das experiências formativas na juventude.

Eu não tinha nenhum propósito oculto de ensinar lições tão valiosas para os meus filhos quando resolvi levá-los comigo para o serviço. Na verdade, queria apenas compartilhar minha rotina com eles. Não tive a intenção de que aquela experiência se tornasse algo que definiria a vida deles. Na verdade, eu queria passar um pouco mais de tempo com eles. Contudo, os meus filhos absorveram muita coisa da

Se for para viver até os 100 anos

experiência, daquele ambiente a princípio diferente, e se adaptaram. Não fui eu que os criei bem, meu querido leitor. Foram eles que fizeram um ótimo trabalho enquanto cresciam. Esse, eu diria, é o segredo da educação.

Então, não fique remoendo o passado, desejando mudar as suas escolhas. Criar filhos é complexo em muitos sentidos. Na velhice, depois que a missão de criar os próprios filhos já foi concluída, percebemos que foram poucas as tentativas que seguiram como o planejado. O que acreditamos ser o papel de um pai — lembram que eu achava ter influenciado o sonho do meu filho mais velho? — pode não fazer sentido algum.

Apesar de saber bastante sobre relacionamentos entre pais e filhos, tive dificuldades. Por ter tido uma mãe superprotetora, sempre quis ser um pai tranquilo, despreocupado. Então, resolvi que estabeleceria poucos limites e seria permissivo com meus filhos, dando-lhes a possibilidade de errar e acertar. E adivinhe só? Infelizmente, essa abordagem parecia, na visão dos meus filhos, quase uma negligência!

Ainda na escola, o meu filho mais velho ganhou um prêmio da diretora. Ele tinha voltado para casa depois da aula com os três irmãos mais novos e apenas um guarda-chuva durante uma tempestade. Reza a lenda que ele segurou, ao longo do trajeto, o guarda-chuva para os irmãos mais novos e ficou ensopado. A diretora viu aquilo e o elogiou pela cortesia. Quando eu soube, me enchi de orgulho. Mas sabe o que ele me disse, ressentido? Que fez aquilo porque não teve opção, pois precisava cuidar dos irmãos, já que os pais estavam trabalhando. Como ainda estava na escola,

O desafio de criar filhos

ele ansiava por atenção e precisava de uma figura presente. Entretanto, ele se sentia como um patriarca mirim — que fardo pesado para se carregar! Ainda assim, em vez de me dar ao trabalho de tentar entender os sentimentos dele, tratei de parabenizá-lo por receber o prêmio. Como fui um pai imaturo!

Mas quem entre nós é um pai perfeito? Todos os pais são amadores e cometerão erros. Não há como fugir disso. A boa notícia, porém, é que nossas decisões não definem os nossos filhos. Eles mandam em si mesmos. Sim, sei que você pode ter dificuldade em aceitar isso, mas eles crescem e se tornam quem são por conta própria, na mesma proporção em que você os ajuda a se tornar essas pessoas.

Segue uma verdade reconfortante: criar filhos é bem mais simples do que você imagina. A única coisa que precisa fazer é criar e cultivar uma boa conexão com eles. Não é tão diferente da conexão que criamos com outros seres humanos. É preciso ser sincero e verdadeiro, e se comportar como uma pessoa decente, em vez de forçar uma imagem de um bom pai que só existe na sua mente. Ao fazer isso, os filhos aprenderão a nos aceitar da forma que somos, com todas as qualidades e defeitos. Eles serão capazes de construir e desenvolver a própria vida de forma plena, em meio ao relacionamento verdadeiro que foi oferecido.

Seguindo esses princípios, não há motivo de diferenciar pais bons de pais ruins. Sob essas condições, não existe essa diferença. Só existem pais reais, que se esforçam ao máximo.

4.

CONHEÇA SEUS PAIS

HÁ MUITO TEMPO, QUANDO as crianças ainda estudavam na escola, resolvi esconder um pequeno gravador no bolso para registrar as conversas num dia de domingo como todos os outros. Quando ouvi a gravação mais tarde, fiquei chocado. Os meus filhos eram muito mais silenciosos do que pensei. Adivinha quem era o mais falante? Eu. Inclusive, eu soava mandão, muito diferente da minha versão como psiquiatra. Durante as conversas, desmerecia as contribuições dos meus filhos com um vago "Bem, depois pensamos nisso". É claro que era só uma desculpa, porque eu já tinha tomado uma decisão e só perguntava a opinião de todos como uma formalidade. Entretanto, como ouvia poucas reclamações, costumava me considerar um pai democrático. Ledo engano, como a gravação me mostrou.

Talvez seja por isso que os meus filhos, agora adultos, têm o hábito de não prestar muita atenção no que falo. Entendo o motivo, mas também me sinto um pouco mal. Na velhice, os pais começam a se podar. Eles têm medo de incomodar, de serem considerados enxeridos e fofoqueiros, em vez de alguém que só quer ajudar. Aqueles que já se tornaram idosos

Conheça seus pais

escolhem as palavras com cuidado ao falar com seus descendentes. Não é de se admirar sentirmos arrependimentos e tristeza quando parecemos ignorados.

Mas o que pode ser feito quanto a isso? Quando eu era jovem, também não escutava o meu pai, e quase nunca conversávamos. Ele faleceu aos 49 anos, no meio da Guerra da Coreia. O conflito fez nossa empresa de macarrão, antes bem-sucedida, falir da noite para o dia. Minha família se mudava de uma quitinete em condições precárias para outra. Meu pai deu seu último suspiro numa delas.

Eu me lembro dele doente, perdendo peso e ficando mais fraco a cada dia. Nunca descobrimos a fonte do problema, pois todos os médicos foram convocados para a guerra e não havia quem atendesse a população. Como estudante do ensino médio na época, consegui um remédio que achávamos que ajudaria, e passei dois anos dando injeções no meu pai em casa, até a sua morte. Algumas vezes, eu me debulhava em lágrimas enquanto fazia isso, observava o corpo emaciado dele, que ficava dia após dia mais frágil. Ele sempre teve uma saúde impressionante, mas, no fim da vida, se contorcia com dores agoniantes ao mínimo toque da agulha. O sofrimento que senti por ele no auge da doença me influenciou a seguir carreira na medicina.

O meu pai era um homem de regras e princípios rígidos, os quais seguia à risca. Na época em que tinha a empresa de macarrão, os negócios iam tão bem que ele conseguia bancar mais algumas fábricas para produzir produtos básicos. Ele queria expandir os negócios para fora de Daegu, onde morávamos, e por todo o país. Entretanto, precisava de per-

Se for para viver até os 100 anos

missão do general-geral japonês da Coreia para concretizar o plano. Depois de um processo complicado para juntar a documentação necessária e solicitar a licença, foi rejeitado várias vezes. Naquela época, os contatos certos — e uma boa recomendação — valiam mais do que procedimentos legais ou formalidades. O meu pai, porém, se recusava a transpor esse limite e preferia confiar nas regras que lhe ensinaram a obedecer.

— Irmão, vou resolver seu problema — disse um tio, vendo tudo que acontecia.

No dia seguinte, ele apareceu com a licença oficial. Não sei o que o meu tio fez, mas o meu pai deve ter ficado chocado.

Já a minha mãe era uma guerreira. Ela insistiu e conseguiu terminar o ensino médio, passando por cima dos desejos do próprio pai, que era contra a ideia, e fez uma alegação controversa de que kimchi e pasta de soja, duas comidas caseiras na Coreia, deveriam ser industrializadas. Era um desafio à crença tradicional de que esses pratos clássicos, sendo alimentos que traziam conforto, *precisavam* ser feitos em casa. Ela não conseguia ignorar a quantidade absurda de trabalho e suor dedicada à produção dessas comidas de forma artesanal, pois eram feitas anualmente e em grandes quantidades, para durar o ano todo. Para uma família com quatro pessoas, por exemplo, eram necessários trinta repolhos para uma porção de kimchi — uma tarefa de proporção industrial, na visão dela.

Em resumo, a minha mãe era uma mulher à frente do seu tempo, que *precisava* fazer as coisas do jeito dela. Imagine

Conheça seus pais

a frustração dela ao viver com um homem como o meu pai. Talvez tenha sido por causa dessa incompatibilidade que ela sofria de dores crônicas no estômago durante o casamento e vivia de cama. Na época, como o acesso a analgésicos era limitado, muitas pessoas usavam morfina, e minha mãe não foi exceção. Após a morte do marido, a saúde dela se recuperou, e ela não tinha quaisquer sintomas de abstinência de morfina. Anos depois, quando me formei, entendi que a doença crônica de minha mãe devia ser causada pelo estresse que vinha das constantes concessões que precisava fazer no casamento.

Sob a orientação de uma mãe tão forte, cresci sendo um estudante exemplar e sempre imaginei ter herdado minha inflexibilidade, uma aversão a quebrar qualquer regra, do meu pai. Como único filho homem e tendo uma irmã caçula, eu precisava lidar com a superproteção da minha mãe e os meus defeitos pessoais. Ao me sentir encurralado, muitas vezes culpava o meu pai por tudo. Eu até desdenhava dele como um homem que sempre havia priorizado a responsabilidade acima dos próprios desejos, um cidadão comum que insistia em seguir o fluxo e a multidão.

No entanto, anos após a morte dele, descobri algo sobre o meu pai. Eu sabia que ele havia estudado no mesmo colégio que eu, mas não o encontrava nos anuários. Quando fui investigar esse mistério, fiquei sabendo que ele havia se formado em outro lugar, numa escola técnica chamada Mokpo. Não entendi. Com um sistema de transportes tão precário na época, por que ele se formaria em Mokpo, que ficava em outra província? Acontece que o meu pai foi um

Se for para viver até os 100 anos

dos líderes estudantis do Movimento Primeiro de Março pela Independência da Coreia, e o colégio expulsou todos os envolvidos, obrigando-o a encontrar uma nova instituição. Fiquei chocado. Logo o meu pai, que seguia piamente todas as regras, tinha sido expulso?

Quem imaginaria que ele havia sido um rebelde? Como ele conseguiu esconder esse lado? A descoberta despertou uma velha lembrança havia muito esquecida. Geralmente tão calmo e colaborativo, houve uma ocasião em que ele mostrou seu lado revoltado. Quando eu tinha 6 anos, era um menino travesso e fiz bagunça durante a solene sessão japonesa matinal na escola e levei uma surra, sendo chamado de *boollyeongsunin*, que significa coreano rebelde (불령선인 / 不逞鮮人) — "rebelde" era uma palavra ofensiva e preconceituosa usada para se referir a coreanos que não obedeciam ao governo japonês durante a era do governo colonial.

Quando meu pai soube disso, largou a minha mochila no jardim, pegou todos os livros didáticos na minha mesa e colocou fogo em tudo. Berrou que eu nunca mais pisaria naquele colégio. Eu estava em choque, as minhas pernas tremendo diante daquele homem que não se parecia com o meu pai. As minhas tias também não sabiam o que fazer e tentaram acalmá-lo, em vão. Depois, ninguém mais tocou no assunto, e nunca tive coragem de perguntar a ele sobre aquele ataque de fúria. Então, quando descobri sobre aquela expulsão, a memória voltou com força e eu entendi o que havia acontecido.

A fúria contra o governo colonial japonês, o medo sentido durante as atividades em prol da independência coreana e

Conheça seus pais

o desespero e a vergonha que o assolavam desde que havia escolhido se tornar um cidadão comum... Todos esses sentimentos devem ter transbordado quando seu único filho foi maltratado e considerado um "coreano rebelde".

O meu maior arrependimento até hoje é nunca ter escutado essas histórias da boca do meu pai. Eu poderia tê-lo conhecido e descoberto quais eram seus sonhos, suas decepções, e o que ele havia aprendido pelo caminho. Na tolice da minha juventude, fui prematuro ao desmerecê-lo como um cidadão dócil que não fugia dos padrões, sem nem cogitar descobrir quem ele era de verdade. Como isso me causa tristeza — muita tristeza.

Até quando vivemos nas sombras dos nossos pais, raramente descobrimos como eles se tornaram quem são. O que pensamos que sabemos é apenas a ponta de um iceberg, e a maioria de nós se distancia dos pais sem nunca saber o que existe sob a superfície. Como podemos nos compreender se não os compreendemos? A história de vida deles tem pistas ocultas e fundamentais para entendermos a nossa. Quando passamos a encará-los como pessoas com histórias a serem compartilhadas, entendemos as partes de nós mesmos que herdamos deles.

Caro leitor, acredito que a história de vida dos nossos pais é uma trilha de migalhas que nos conduz à nossa. Você só encontrará esse caminho se ficar de olho nas pistas e nos sinais, além de se esforçar de verdade para entender a perspectiva deles. Seja curioso. Deixe suas percepções de lado por um instante e escute. Esse é um conselho sincero de um filho tolo, que só se deu conta de que não conheceu o próprio pai anos após perdê-lo.

5.

LEMBRE-SE: ARREPENDIMENTO GERA MAIS ARREPENDIMENTO

UM DIA, RECEBI A visita de um aluno que já estava aposentado havia alguns anos. Certas pessoas sofrem os sintomas da "doença da aposentadoria" de forma mais intensa do que outras, e ele parecia ter um caso grave. Ele tinha o necessário para se sentir seguro e aproveitar essa fase, mas estava assolado pela ansiedade. O corpo dele não era como antes, a memória havia piorado, e ele se sentia irrelevante nos seus relacionamentos, sem ouvidos amigos por perto. Expliquei que todo mundo envelhece, que a vida é assim mesmo, e isso só serviu para deixá-lo ainda mais ansioso.

O que eu poderia dizer para acalmá-lo? É meio óbvio dizer que, na velhice, muitas coisas serão perdidas. Sim, o corpo já passou, e muito, da melhor fase. Alguns acadêmicos acreditam que o processo de envelhecimento é, na verdade, um fenômeno patológico, como se fosse uma doença. Até tarefas simples exigem muito mais esforço após o corpo envelhecer, e a mente se entorpece. Sendo assim, existe alguma vantagem em ficar velho? Vou lhe perguntar uma

Lembre-se: arrependimento gera mais arrependimento

coisa: com todas essas dificuldades, se você se planejar para ter uma boa vida durante a aposentadoria, não chamaria isso de bênção?

Tentei fazer aquele aluno enxergar a razão, argumentando que ele tinha muito mais ao seu favor do que a maioria das pessoas. Ele havia conquistado feitos acadêmicos incríveis, sido mentor de muitos colegas mais jovens que seguiam o caminho trilhado por ele, juntado economias e recebia uma pensão boa o suficiente para ter uma velhice confortável. Até exercia um trabalho secundário maravilhoso, dando palestras e aulas em muitos lugares desde a aposentadoria. Mesmo assim, ele ainda achava que havia desperdiçado os melhores anos e sentia um bolo na garganta sempre que pensava no futuro.

Apesar de eu incentivá-lo a ter uma postura mais positiva, entendo os arrependimentos amargurados sobre o passado. Na terceira idade, você vive com medo da morte, que parece estar sempre à espreita. Só que isso não adianta de nada, é claro. Então, caro leitor, quero compartilhar as minhas táticas para lidar com a ansiedade na velhice.

Aceite a idade avançada e ligue o modo "apesar" na sua mente. Não se deixe levar por comentários tolos do tipo "Você não parece ser tão velho". Mesmo que você de fato não pareça, isso não significa que esteja envelhecendo num ritmo diferente. Parecer jovem e ser jovem são duas coisas diferentes. Que tolice seria insistir na ideia da juventude quando todos os sinais apontam o contrário.

Se for para viver até os 100 anos

Poucas coisas funcionam ao seu favor na velhice. Eu não discordaria diante do argumento de que há mais motivos para ficar triste e deprimido nesse momento. Entretanto, no modo "apesar", as coisas não vão parecer tão desanimadoras assim. Sim, *apesar* de o corpo e a mente não serem como antes, você ainda pode ser útil e contribuir para a sociedade. Juro: existe uma missão para o restante da sua vida que não foi contemplada antes.

O presente de todo mundo é a soma de atos e decisões do passado. Todos têm conhecimentos e experiências acumulados ao longo dos anos. Sim, há um tesouro que você ainda não encontrou, meu querido leitor. Reflita e analise se não está subestimando experiências e conquistas. Grandes ou pequenos, os frutos do esforço são valiosos. Se você não os valorizar, como espera que os outros respeitem tudo que fez na vida? Lembre-se: aceite a velhice como sendo a sua nova realidade, mas também utilize o tesouro ao seu favor. Sim, seja lá quem formos, a terceira idade oferece uma riqueza de conhecimentos que podemos oferecer ao mundo, *apesar* de todas as desvantagens.

Não tenha pressa. Faça as coisas "aos poucos". Quando reconhecer o tesouro, comece a utilizá-lo. Ao dizer para não ter pressa, não estou falando em postergar. Pare de complicar demais e tome uma atitude, mas faça isso "aos poucos", mesmo se achar que o tempo não está do seu lado. As coisas precisam fluir num ritmo natural. Então, relaxe e aproveite o processo — vai ser divertido! Na velhice, é essencial abraçar a alegria que surgir dele em vez de ficar obcecado

Lembre-se: arrependimento gera mais arrependimento

por resultados. Se você teve uma juventude competitiva, não acha que merece uma recompensa agora? Aqui vai o segredo: a recompensa é a alegria encontrada no processo de fazer as coisas "aos poucos".

As vantagens do "aos poucos" estão enraizadas na tranquilidade para abordar a vida. "Aos poucos", da mesma forma como a chuva molha a nossa roupa. Tenha calma, e encontrará o prazer de descobrir em cada experiência novos detalhes que nunca chamaram sua atenção antes. Quanto mais novidades encontrar nas coisas comuns, mais alegria terá na vida, com ainda mais felicidade reservada ao futuro.

Não compare os frutos da sua vida com os dos outros. *Angelus*, a pintura de Jean-François Millet, captura um momento de oração entre um casal de fazendeiros parados lado a lado, separados por um cesto de batatas, em solene gratidão pelo fim do dia. Para mim, essa obra retrata a essência de uma vida ideal na velhice. A aceitação serena dos ganhos do ano e um momento de profunda gratidão. A humildade de reconhecer as coisas como elas são e aceitar que toda a dedicação gerou resultados bons.

Na terceira idade, precisamos aceitar a vida como ela é e aprender a sermos gratos. A paz e o contentamento prometidos na velhice vêm dessas duas coisas. Meu leitor, não desperdice seus últimos anos apegado ao passado e ansioso sobre o futuro. Não pense "Eu queria ter adubado mais um pouco o jardim durante a primavera" ou "O jardim do meu vizinho está mais bonito que o meu". Concentre-se em maneiras de aproveitar o que você tem agora.

Se for para viver até os 100 anos

Vou repetir: a melhor coisa sobre envelhecer é a liberdade que você ganha, sem as responsabilidades e obrigações do passado. Como era a vida antes da aposentadoria? Você não se matava de trabalhar, tentando prosperar, tentando ganhar mais dinheiro? Mal tinha tempo para si mesmo neste mundo que nos incentiva a marcar cada vez mais pontos. Uma das coisas que pensamos muito na terceira idade é o arrependimento pelas oportunidades desperdiçadas. Mas a vida após a aposentadoria é um ótimo momento para escolher uma nova jornada e apreciar uma nova sensação de liberdade, seguindo seu coração. Você brilha quando não tenta ser outra pessoa. Mesmo quando só lhe restar um dia para viver, a vida é sua para fazer o que quiser. Na velhice, é possível colocar em prática todas as lições e teorias que desejar. Um conselho é começar a fazer isso a partir de uns 40 anos. O futuro é tão importante quanto o passado, mas nenhum dos dois importa sem o presente. Você é o arquiteto da própria felicidade e pode desenhar a planta dela hoje mesmo.

Um amigo próximo certa vez disse que nunca viveu como queria. Sempre que se encontrava numa encruzilhada, sempre que deveria seguir o coração, ele ficava com muito medo de mudar e escolhia a direção mais segura. Ele não é o único a ter esse arrependimento. Na verdade, essa é uma lamentação bem comum. Um amigo médico, que trabalha num hospital de cuidados paliativos, conduziu uma pesquisa com os pacientes. Não ter seguido o coração foi, de longe, o principal arrependimento entre eles. Isso não me surpreendeu, na verdade.

Lembre-se: arrependimento gera mais arrependimento

Para ser justo, devo ressaltar que arrependimentos tendem a ser mais permanentes do que alegrias, então nos acompanham por bastante tempo. Não importa o que fizemos, sempre imaginaremos o caminho preterido. É inevitável que exista arrependimento e curiosidade. Isso significa que fizemos escolhas erradas? Caro leitor, acha que o fato de o meu amigo se arrepender apaga todos os anos que ele viveu, da melhor maneira possível, e transforma todo esse passado numa carcaça vazia?

Todo mundo nasce com um temperamento inerente, em certo grau. Até recém-nascidos têm personalidades diferentes. Logo após o nascimento, o enfermeiro insere um instrumento médico na boca do bebê para liberar as vias respiratórias, e alguns, sensíveis por natureza, abrem o berreiro, enquanto outros só fazem uma careta.

Todos queremos viver de acordo com os temperamentos que nos acompanham desde o nascimento. Pessoas sensíveis não gostam de ambientes excessivamente estimulantes, enquanto as agitadas podem procurar locais mais dinâmicos, onde consigam se expressar em alto e bom som. Entretanto, há coisas que não podemos escolher. Não podemos escolher os nossos pais, a nossa raça nem o país de nascimento. O ambiente nos é forçado, é algo a que precisamos nos ajustar. Nesse processo de ajuste, cada um de nós forma identidades e uma percepção de si mesmo. Às vezes, é necessário obedecer às regras desse meio e, em outras, podemos ser quem realmente somos e mudar de ambiente. Tudo isso contribui para a criação do complicado resultado final que é o *self*. Em

Se for para viver até os 100 anos

resumo, a vida é uma soma de todas as decisões tomadas, um equilíbrio entre a natureza e o meio.

Se foi repleta de arrependimentos ou de acordo com as suas expectativas, a vida é sua. Como quer que tenha sido seu passado, foi uma jornada única, uma trajetória vivida apenas por você e mais ninguém. A vida é uma obra de arte única, criada por ninguém mais além de você mesmo. Inimitável, sem igual. Trate-a com o respeito que ela merece, e não a desmereça com tanto arrependimento no coração. Querido leitor, chega um momento em que precisamos confrontar, aceitar e admirar nossa vida. Dizem que Buda anunciou quando nasceu, nos jardins de Lumbini: "Sou o universo inteiro, apenas eu existo" (천상천하 유아독존 / 天上天下唯我獨尊). Segundo esse pensamento, cada um de nós é único, insubstituível e literalmente singular neste planeta? Se você tiver que memorizar um mantra, que seja esse. Repita-o toda manhã e toda noite.

O arrependimento do amigo que mencionei foi ter reprimido quem ele era de verdade por medo do que os outros pensariam. Reflita comigo: é mais fácil seguir a manada e ter uma vida normal? A minha geração acompanhou os altos e baixos da história moderna coreana, desde o governo colonial japonês e a independência até a guerra entre as Coreias e a subsequente divisão do país ao meio. Num mundo de pobreza e violências brutais, a sobrevivência era a maior prioridade. Nós nos preocupávamos em colocar na mesa a próxima refeição e tínhamos poucas opções de emprego. Sacrifícios individuais eram considerados a norma, porque

Lembre-se: arrependimento gera mais arrependimento

aqueles tempos eram assim — uma época de poucos ganhos e muitos sacrifícios. Entretanto, se conseguimos aguentar tudo isso, saindo vivos e saudáveis, com nossas famílias ficando bem, já não seria uma conquista? Você construiu esta vida do zero, então não merece um pouco de reconhecimento e aplausos?

Ainda tem arrependimentos, caro leitor? Ainda está pensando nos caminhos não percorridos? O que parece ter se perdido sempre terá mais peso do que o que não foi perdido. A minha sugestão é: siga esse caminho agora. Se você sempre se adaptou ao seu meio, a terceira idade é o momento de viver em harmonia com a sua natureza. Avisei que uma das melhores coisas sobre envelhecer é ser livre. Se os seus filhos já forem adultos, e você tiver relativa estabilidade financeira, é chegada a hora de fazer o que sempre quis. Em vez de ficar preso às memórias e aos arrependimentos, a forma mais produtiva de lidar com tudo é começar seja lá o que sempre quis fazer agora mesmo, pouco a pouco, dia após dia.

Dois políticos condecorados estavam reclamando da vida num banco de parque.

— Não segui o conselho de ninguém, e veja só onde vim parar! — disse um.

— Já eu ouvia demais os outros e olhe pra mim! — comentou o outro.

O arrependimento faz parte da vida, não importa como ela foi vivida. Mesmo que você tenha sido bem-sucedido e esteja satisfeito, ainda pode ter inveja de experiências

Se for para viver até os 100 anos

alheias. Não deixe que esse veneno se instaure. Aceite as decisões que tomou. A sua existência é resultado de você ter feito as coisas da melhor maneira possível.

Acredite, cada um de nós já se questionou "Qual foi meu propósito?" ou "Estive mesmo no controle da minha vida?". Não importa o que aconteceu ou como você viveu, o controle estava nas suas mãos. Controlar a própria vida não é uma questão de ficar feliz com o resultado de todos os pequenos passos dados ao longo da jornada, e sim de dar esses passos por motivos próprios — e isso é irrefutável. Encare a verdade de que a escolha foi, de fato, *sua*, e siga em frente rumo ao futuro. Ninguém consegue ter duas vidas ao mesmo tempo. A que você escolheu... Bem, não foi uma vida tão ruim assim, foi? Orgulhe-se dela.

PARTE III

SEGREDOS PARA VIVER FELIZ PARA SEMPRE

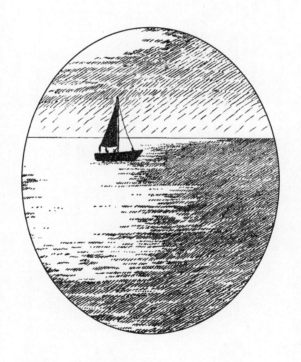

1.

REPARAÇÃO

EM MAIS DE CINQUENTA anos de prática na área da psiquiatria, trabalhei com dezenas de milhares de pacientes. Alguns casos envolviam sintomas leves, mas em outros os sintomas eram mais graves, afetando a rotina da pessoa. Ao contrário das condições físicas, que podem ser diagnosticadas com a ajuda dos equipamentos modernos, as psicológicas não são tão simples de avaliar com base em sintomas externos. Há muitas variáveis na vida do paciente que podem evoluir para as queixas apresentadas numa consulta. Mesmo após estabelecer um diagnóstico formal, eu ficava remoendo qual opção de tratamento seria melhor para cada situação. É necessário muito tempo para o médico compreender se um tratamento funciona. Esse processo é sempre solitário e bastante desafiador, sem exceções.

Todos os médicos, no fim das contas, trabalham com situações de vida ou morte. Então é claro que a pressão que sentem é indescritível. No caso de outras profissões, pode existir uma chance de redenção após um passo em falso. Já um erro médico pode custar a vida de alguém, o que é irreversível. Naturalmente, nos tornamos próximos de alguns

Se for para viver até os 100 anos

pacientes por um tempo, e sempre pensamos se deveríamos ter tomado decisões diferentes, lidado com situações de outras formas e salvado vidas.

Carrego alguns pacientes no coração. Eu fui médico das Forças Armadas e examinei um homem durante o alistamento. Alguns anos depois, ele entrou no meu consultório. Só de olhar, percebi que aquele caso era grave. No começo da minha carreira, lhe atribuí um diagnóstico sob a suspeita de um problema de saúde inventado. Veja bem, isso é algo que acontece, sempre há pessoas em busca de atestados médicos, fingindo terem condições graves para conseguir dispensa do trabalho ou do serviço militar. Porém, acabei sentindo um remorso profundo. Eu deveria ter conduzido exames adicionais para garantir a precisão do meu diagnóstico, em vez de ter tirado conclusões precipitadas. Fiquei de coração partido só de pensar no tempo que aquele rapaz foi obrigado a passar no Exército, encarando desvantagens e suspeitas, só por causa da minha conclusão sem fundamentos.

Certa vez, uma paciente que estava internada com depressão clínica pediu para passar a noite fora do hospital. Como era uma paciente esforçada, com anos de tratamento e sintomas amenizados na época, autorizei a saída. Eu me certifiquei de explicar os riscos para os avós que vieram buscá-la, e as regras que deveriam ser seguidas. Pouco depois de eles irem embora, recebi um telefonema. Era a mãe dessa paciente, que estava no interior. Ela teve um pesadelo na noite anterior e implorou para que eu não aprovasse a saída da filha.

. 94 .

Reparação

— Não se preocupe. Como médico, vou tomar a decisão que for melhor para a paciente.

Só que, naquela noite, minha paciente pulou da janela do apartamento onde estava e morreu.

Desde esse dia, carrego no coração uma culpa e um arrependimento que não consigo explicar. É impossível não pensar que eu deveria ter ouvido a mãe da paciente. As palavras ditas por mim para aquela mulher até hoje permanecem cravadas no meu peito como um punhal afiado.

O remorso, em certo sentido, é uma prisão autoimposta. Mesmo sem qualquer punição legal nem reclamações formais da família da falecida, eu me sentenciei a um castigo merecido, de acordo com o meu julgamento moral. Passei anos e anos me punindo com um remorso agoniante.

Uma vida sem arrependimentos parece ótima, mas, infelizmente, não é uma possibilidade real. Todos podemos evitar causar danos de forma intencional, porém, estamos longe de ser perfeitos. É impossível não cometer erros, mesmo quando tentamos o nosso melhor. Até os atos dos quais mais me arrependo nunca tiveram o objetivo de causar mal. Eu me pergunto quanta dor posso ter causado sem querer, e quantos erros cometi sem saber. Se fosse contar tudo que fiz de errado, o que eu nem sei que fiz, a lista seria interminável.

O meu bom amigo e médico nepalês Rajbhandari certa vez me levou para fazer uma trilha por Kalinchowk, uma montanha no Nepal. Caminhamos até o topo da montanha, onde havia um templo hindu. Quando chegamos lá, meditamos por um tempo e decidimos descer pelo outro lado. No caminho de volta, precisaríamos descer tudo aquilo de novo.

Se for para viver até os 100 anos

— Dr. Rhee, o senhor já pecou? — perguntou o meu amigo antes de darmos o primeiro passo.

Hesitei por um instante.

— Acho que não... — respondi, pois não consegui me lembrar de nenhuma ocasião em que tivesse desejado o mal de alguém.

— Dizem que pecadores são amaldiçoados se descerem por esse lado — explicou ele.

Durante todo o caminho de volta, as minhas pernas tremiam e o meu corpo permaneceu rígido. Após um tempo, Rajbhandari caiu na gargalhada e disse que aquilo era só uma brincadeira. Bom, se tinha maldição ou não, não consegui evitar de ficar encharcado de suor durante a descida.

Sim, devo ter pecado, mesmo sem perceber. Pense nisso por um segundo. A vida em si é um processo de troca. Mesmo quem alega não dever nada a ninguém deve a própria existência a este mundo. De onde vem a água que bebemos, os alimentos que consumimos ou o ar de que dependemos? Isso tudo só está disponível para a gente por causa das outras formas de vida neste planeta. Quanto foi sacrificado e arruinado pela manutenção da nossa sobrevivência? O homem sempre fere algo ou alguém, apenas por existir. Então quem sou eu para dizer que nunca pequei?

Os nepaleses determinaram que a expectativa média de vida é de 100 anos, divididos em quatro fases de 25 anos cada. A primeira etapa vai do nascimento aos 25 anos, durante a qual você cresce e aprende. A segunda vai dos 26 aos 50, quando você coloca em prática tudo que aprendeu.

Reparação

A terceira, a fase de fazer reparações, vai dos 51 aos 75. A quarta vai dos 76 aos 100, quando você se liberta de todas as questões terrenas. Vamos nos concentrar nas reparações. Por que os nepaleses defendem o remorso nessa terceira etapa da vida, quando o ideal seria passar o tempo que lhe resta aproveitando os frutos de tanto esforço e certa paz de espírito?

Eis o motivo. Erik Erikson, influente psicanalista do século XX, identificou oito estágios de desenvolvimento psicossocial pelos quais toda pessoa passa ao longo da vida. O último desses oito ocorre no fim da fase adulta, dos 65 anos em diante. Ele destacou a importância da integridade do ego: tê-la significa aceitar a vida como ela é e como foi, com as coisas boas e ruins. Ou seja, quando chegamos nessa idade, devemos avaliar a nossa existência com uma postura saudável e positiva, independentemente dos erros cometidos. Sim, igual aos nepaleses. Entretanto, quando temos integridade do ego, podemos encarar o fim cada vez mais próximo com calma, sem sucumbir ao desespero. Encontramos uma sensação verdadeira de liberdade.

Sendo assim, querido leitor, cada um de nós precisa pagar suas penitências na velhice. A ideia não é enumerar erros do passado. O objetivo é repensar e analisar a vida em busca dos possíveis males que causamos sem intenção, das pessoas que magoamos sem perceber e até dos pecados sobre os quais nunca pensamos. Até as vergonhas e os remorsos mantidos em segredo — eles também fazem parte da vida. E aceitar tudo isso é o primeiro passo para ter paz nos seus últimos dias nesta terra.

2.

A FELICIDADE DO PERDÃO

UM DIA, DURANTE UMA sessão de terapia, uma mulher de meia-idade me contou que a sogra estava morrendo. Ela não conseguia perdoá-la por tudo que a mulher a fez passar na época de recém-casada. A paciente confessou ainda tremer de raiva só de ver o rosto emaciado e inexpressivo da sogra no leito de morte, porque este trazia de volta lembranças terríveis, como se tivessem acontecido no dia anterior. Ela tentava se acalmar repetindo "Trate-a bem, ela não vai durar muito", mas o seu estômago ainda revirava de raiva ao olhar para ela. Pelo visto, o abalo emocional estava afetando até o corpo físico.

Como psiquiatra, conheci muitas pessoas com o coração partido. Não importa o motivo — pais que só tomavam e pouco davam ou eram emocionalmente abusivos, cônjuges infiéis, sócios de negócios desonestos, sogros folgados... Quaisquer que fossem os infratores, as vítimas sofriam demais. Todas reclamavam que a raiva e o ressentimento davam um aperto no coração, o que as deixava endurecidas, e ficava cada vez pior. Acredite, falar em perdão não ajuda em nada esse tipo de paciente. Alguém poderia dizer: "Por que

A felicidade do perdão

continuar sofrendo com isso? Já faz tanto tempo... É melhor esquecer." Entretanto, esse argumento é como esfregar sal na ferida. Sim, as injustiças podem ter acontecido no passado, mas o sofrimento permanece no presente.

O perdão não é nada fácil, na melhor das hipóteses. Em grande parte dos casos, a pessoa que causa o ressentimento é alguém próximo. É raro sentirmos mágoa de quem não vemos todos os dias. Quando somos magoados por alguém que vemos diariamente, que amamos, o sentimento é mais profundo. Muitas vezes, tendemos a ter uma relação de amor e ódio com pessoas cujas atitudes foram imperdoáveis. É difícil cortar relações nesses casos. Talvez você acabe se chateando ao tentar remover alguém assim da sua vida.

O pior é quando a pessoa não reconhece os danos que causou. Para ela, passado é passado. Quando pede desculpa por algo, parece não levar a questão a sério. Ou, pior ainda, talvez nunca demonstre qualquer arrependimento, aja com desinteresse e culpe o outro por guardar rancor. Essa falta de vergonha é uma provocação ainda maior para com a pessoa magoada. A vida, para o culpado, segue normalmente, enquanto as vítimas carregam o fardo de precisar perdoar.

O perdão não é algo fácil. Religiões e profetas sempre enfatizaram a importância de perdoar porque, na verdade, é uma ação dificílima. Em algum momento, será necessário que aconteça. Caso contrário, a vítima é quem vai carregar o fardo do ressentimento, ainda sofrendo, sem perspectiva de alívio. No caso da minha paciente, se ela não perdoasse a parente cruel, seu sofrimento não teria fim. Isso quer dizer

Se for para viver até os 100 anos

que o perdão é uma escolha que deve ser feita para nosso próprio bem. Parafraseando Buda, o rancor é um carvão quente que você segura para jogar em alguém, e acaba se queimando.

O ardor do ressentimento nem sempre se transforma no impulso de tomar uma atitude ou se vingar da pessoa que nos magoou. Às vezes, ele consome por completo a nós mesmos e a nossa vida. Então, apesar de ser difícil, temos que nos desapegar dele. Não desperdice sua curta vida e energias limitadas odiando alguém. Não importa o que aconteça, a vida se trata basicamente de felicidade. Se quiser ser livre e feliz, precisa lidar com essa questão, precisa aprender a perdoar.

Sei que isso não acontece da noite para o dia. Você pode até estar se sentindo melhor num momento e, num piscar de olhos, fervilhar de raiva. Talvez até esqueça a questão um pouco e, do nada, trema de raiva de novo. Não tenha pressa. Perdoe aos poucos, o máximo que puder de cada vez. Para aqueles que decidiram desculpar alguém, recomendo que sigam três passos, que comento a seguir.

Antes de tudo, desapegue. Quanto mais ressentido você estiver, mais vai desejar um pedido de desculpas. Entretanto, é raro o culpado se ajoelhar e implorar por perdão. Pare de pensar que perdoará se receber um pedido de desculpas. Aliás, esqueça a decisão de perdoar, se distanciando do rancor. Afaste-se da lembrança que magoou você até encará-la com indiferença. A primeira tarefa é se proteger da sensação tóxica de ressentimento ao abrir mão do pedido.

A felicidade do perdão

Algumas pessoas podem questionar o que fazer caso precisem conviver com o culpado todos os dias. Sim, seria mais fácil poder excluí-lo de vez da sua vida. O importante, porém, é o distanciamento psicológico da memória dolorosa. Como já ouvi dizerem por aí: "A raiva é um veneno que bebemos esperando que os outros morram." O ressentimento aumenta conforme você continua se recordando do sofrimento e faz com que as mágoas do passado permaneçam no presente. A minha paciente sentia como se tudo que a sogra havia feito contra ela tivesse acontecido no dia anterior. Nesse círculo vicioso de ressentimento, só você que se machuca, uma vez atrás da outra. Mude o foco do perdão do culpado para si mesmo. Tome a decisão de se distanciar do rancor, você faça isso por você mesmo — não pelos outros. Esse é o primeiro passo para perdoar.

Em segundo lugar, depois de desapegar e conseguir refletir melhor, tente analisar o trauma sob uma nova perspectiva. Ao se distanciar da memória dolorosa, você terá mais capacidade de reavaliar e compreender. É claro que isso não quer dizer que os males cometidos pela pessoa culpada desaparecem em um passe de mágica, mas a façanha de perdoar sem esquecer se torna possível quando você entende por que foi magoado.

Em terceiro, perdoe a si mesmo. Quando eu era jovem, visitava um velho professor nos grandes feriados nacionais e, com meus recursos limitados na época, era difícil encontrar um presente decente para levar comigo. Como não conseguia bancar as lembrancinhas chiques das lojas de

Se for para viver até os 100 anos

departamento, queria pelo menos levar algo que transmitisse o meu carinho. Foi então que tive a ideia de lhe levar maçãs. Fui a um pomar nos limites da cidade, colhi as maçãs mais bonitas que encontrei e fui visitar o tal professor com uma cesta de bambu cheia delas. Ele me recebeu com simpatia e agradeceu o presente. Então, uma semana depois, voltei a visitá-lo e vi o cesto num canto da sala. Ao me pegar olhando para ele, a esposa do professor comentou, com um sorriso: "Ah, ainda existem caipiras que dão presentes antiquados."

Aquelas palavras dilaceraram o meu coração como uma flecha envenenada. Nunca mais levei presentes. Eu me ressentia por ter sido humilhado, apesar das minhas boas intenções. Na época, envergonhado e magoado, eu achava que não havia desculpa para o comportamento do casal. Parecia impossível perdoar a esposa dele. Sempre que eu a via, me lembrava do momento com o cesto.

Porém, após tantos anos e com mais experiência de vida, me pergunto se de fato existia algo a ser perdoado. Quando era mais novo, havia um limite claro entre os meus erros e os dos outros — os pedidos de desculpa que eu precisava fazer e os que esperava receber —, mas, conforme fui envelhecendo, esse limite se tornou cada vez menos definido. Quem perdoa quem? Eu vou me perdoar. Se eu não perdoar o meu ressentimento e a minha raiva, quem me perdoaria pelos erros que cometi?

Quando reconto essa história agora, percebo que a esposa do meu professor estava apenas sendo sincera e que levei aquilo para o lado pessoal. Eu me perdoei por ter sido tão

A felicidade do perdão

limitado e distorcido a sinceridade dela num ataque pessoal, e por ter passado tanto tempo me ressentindo por causa de um único incidente. Apenas depois disso, me libertei do trauma do "presente antiquado". Se eu tivesse feito isso antes, teria sido tão mais livre. Eu me arrependi de desperdiçar o tempo que poderia ter passado tendo um relacionamento melhor com meu professor e sua esposa.

Perdoar os outros é só metade do caminho. Perdoar a si mesmo — esse é o perdão inegável e completo. E o perdão completo significa liberdade. Liberdade dos rancores que só aprisionam a nós mesmos. Em *Guerra e paz*, Tolstói escreveu: "Se acredita que alguém o prejudicou, esqueça e perdoe! Então conhecerá a felicidade do perdão. Não temos o direito de punir o outro."

Por que não perdoar a pessoa que nos prejudicou? Talvez seja por não estar pronto agora, mas dê um tempo. Desapegue, reflita e volte a cogitar a possibilidade. Só quando estiver verdadeiramente livre do ressentimento é que terá paz na vida. Na velhice, percebemos que o perdão é uma tarefa que não pode ser adiada para sempre.

3.

NÃO É TÃO DIFÍCIL ENCONTRAR
BOAS COMPANHIAS

Em Chuncheon, na Coreia do Sul, há um lugar chamado "chalé inconveniente". E o nome vem bem a calhar: para chegar a esse chalé aconchegante em um vale distante, é preciso pegar o ônibus local que passa apenas três vezes por dia, o único transporte público da região. Lá não há encanamento, então nada de banhos quentes. Quem for tem que se virar com um mergulho rápido e frio no riacho do lado de fora. Com a cozinha rudimentar e sem poder usar detergente, boa parte da alimentação é constituída por batatas cozidas no vapor. Quando tiver vontade de ir ao banheiro, é necessário sair do chalé e usar o banheiro externo, que é arrumadinho, e jogar cinzas e lascas de madeira ao terminar, para auxiliar o processo natural de compostagem. Não há lojas nas redondezas, e o chalé não vem equipado com televisão ou rádio.

O lugar foi construído por Choi Sung Gak, escritor e ambientalista, em parceria com a organização Nature Peace Lab, para dar a nós, povo da cidade, a oportunidade de refletir bem sobre nosso estilo de vida moderno, imprudente

Não é tão difícil encontrar boas companhias

e esbanjador. Em troca por tamanha inconveniência, os convidados são agraciados com presentes valiosos durante a estadia: o canto dos pássaros, a melodia da água do riacho que flui, muitos insetos alados, flores silvestres como margaridas e lírios, além do silêncio e do ambiente que a vida na cidade não oferece.

Conheci Choi em 1999, quando fundou uma organização ambiental chamada The World of Flowerin Plants [O mundo das plantas florescentes, em tradução livre]. Depois que ele se mudou para Chuncheon, logo fiquei sabendo do chalé e passei uma noite lá, acompanhado de um dos meus filhos. É aconchegante, gostoso, com um toque literário. Eu não conseguia parar de pensar no lugar e, num outono de alguns anos atrás, fiz um pedido de reserva por e-mail. Avisei que os hóspedes seriam uma pessoa de oitenta e poucos anos, uma de setenta e poucos e outra de sessenta e poucos, e recebi a resposta: "Entendi, três almas antigas."

Eu respondi: "Não, não. No fundo, somos apenas três garotos pensativos."

Os outros dois "garotos", além de mim, eram Park Jong Rock, um colega da época em que cursei Estudos Culturais na coreana The Cyber University, e Ban Eul Seok. Park era conhecido por sua diligência e dedicação total ao desenvolvimento de comunidades provincianas. Ban tinha levado para um dos meus eventos literários uma cópia do meu primeiro livro cheio de anotações e já tivera muitas discussões apaixonadas sobre a vida comigo. Por ter passado muito tempo trabalhando no exterior, ele estava aposentado e, de volta ao país, levando uma vida tranquila com a esposa.

Se for para viver até os 100 anos

Nós três nos tornamos bons amigos após uma viagem para o Nepal em 2015. Seguíamos o lema "Mesmo se morrermos amanhã, a vida precisa ser divertida, nos nossos termos". Sempre combinávamos de nos aventurar juntos. O desejo de preservar a curiosidade e a empolgação sobre a vida nos conectou tanto que começamos a chamar uns aos outros de garotos, de brincadeira. Para manter a compostura, caro leitor, também acrescentávamos o adjetivo "pensativos", ao qual aderíamos.

Planejamos uma estadia de três dias no tal chalé inconveniente. Assim como os jovens fazem hoje em dia, dividimos os gastos da viagem, em vez de seguir o costume coreano de deixar o mais velho e mais financeiramente estável pagar por tudo. Não estávamos acostumados com aquilo, mas era divertido imitar jovens de vez em quando. Na primeira parada, entramos num restaurante que vendia frango frito apimentado, muito recomendado por Choi Sung Gak, e ficamos encantados com o dono. Sem perguntar, ele vinha nos servir mais acompanhamentos antes mesmo de acabarmos os que já tínhamos à mesa. Qualquer um que entrasse no lugar veria que ele se importava de verdade com seus clientes. Por um acaso, um conhecido, que era enfermeiro, estava trabalhando numa casa de repouso ali perto. Pedi que cinco porções de frango fossem entregues lá, torcendo para surpreendê-lo — e como uma forma de retribuir a hospitalidade do dono.

Chegamos ao chalé no fim da noite e ficamos batendo papo com o Sr. Choi até tarde. Como era bom fugir da ro-

Não é tão difícil encontrar boas companhias

tina na cidade e simplesmente relaxar! Contamos estrelas e tagarelamos como garotinhos. Como o próprio Sr. Choi disse: "Este chalé é uma casa construída de poemas." Aquela noite foi uma dose de poesia.

Na manhã seguinte, antes de irmos para Goseong, fizemos uma parada no National Mountain Museum, em Sokcho. O curador do museu nos ofereceu um tour pelo fascinante lugar. Também descobri que faltavam artefatos para mostrar a longa história da Coreia do Sul, ao contrário de museus com a mesma temática no exterior — que exibem registros antigos e recordações de trilheiros famosos. Perguntei ao curador se aceitariam doações de alguns objetos da minha coleção pessoal. Não havia nada de muito valor, apenas uma foto minha com Sir Edmund Hillary, o primeiro homem a alcançar o topo do monte Everest, autografada, além da pedra que o lendário trilheiro coreano Nam Sun Woo pegou como lembrança ao chegar sozinho até o cume do Everest, e um edelvais seco de Khumbu, presente do guia nepalês Ang Dorje Sherpa. O curador agradeceu e aceitou as doações, sabendo que eu torcia para minha pequena contribuição se tornar o começo de uma coleção cada vez maior de lembranças no museu.

Ao voltarmos depois daqueles três dias, recebi uma mensagem do meu conhecido agradecendo pelas refeições que pedi para entregarem na casa de repouso. Só que era eu quem deveria agradecer. Que bênção ter todas aquelas pessoas na minha vida, e como constatar aquilo havia transformado a viagem em algo inesquecível. O Sr. Choi construiu

. 107 .

Se for para viver até os 100 anos

um lugar onde eu poderia apreciar a mãe natureza e, graças aos meus dois amigos, o passeio foi memorável e divertido. E o dono do restaurante de frango? Por causa da comida e do serviço excelentes, pude mandar um presente-surpresa para o meu conhecido e compartilhar outro momento de gratidão. Também não me esqueço do curador, que não interpretou mal minha sugestão e acrescentou os meus antigos itens à coleção do museu com muita generosidade. Tudo que fiz foi convidar duas pessoas para minha viagem, e fui recompensado com uma alegria muito maior do que imaginei possível. Tenho tanto pelo que agradecer, não acha?

"Por que contar essa história?", você pode estar se perguntando. Bom, querido leiro, eu queria mostrar que, conforme envelhecemos, devemos nos esforçar para sermos sociáveis, e não solitários. À medida que a rotina se torna mais mundana, as atividades diminuem e as conexões sociais se tornam mais limitadas do que eram na juventude. O que faz da velhice verdadeiramente desafiadora? Na minha opinião, é o isolamento social. Para curar a maldição da solidão, é preciso buscar boas companhias. Como fazer isso? A melhor forma é passar tempo fazendo algo com outras pessoas. Quer viajar? Comece pensando num destino incrível. Se o destino for legal, companheiros de viagem com os mesmos gostos sem dúvida se juntarão à jornada. E se pensar bem, vai se lembrar de uma ou duas pessoas que possa convidar para ir junto. Não fique com vergonha e entre em contato. Comece aos poucos. Se gostou de uma comida, volte ao mesmo lugar acompanhado para compartilhá-la. Não importa se parecer

Não é tão difícil encontrar boas companhias

bobo, o ato do compartilhamento em si é o que conta. Quem rejeitaria algo tão carinhoso e convidativo?

Há pessoas que sentem inveja por acharem que tenho muitos grupos sociais e amizades bem intensas. De fato, muitas me confundem com alguém sociável, que sempre cria conexões genuínas por onde passa. Elas acreditam que a minha vida está resolvida e que a minha personalidade é um grande ímã atraindo gente por todo canto, sem eu precisar me esforçar. Na verdade, costumo ser o primeiro a entrar em contato com conhecidos. Meu segredo é manter a comunicação simples e sincera. Quando você pensa e se esforça demais, hesita em tomar uma atitude. Compartilhe o que puder, seja um prato bonito de comida, sejam memórias do passado, e convide de vez em quando pessoas para fazer parte das coisas que lhe interessam, como fiz ao convidar amigos para a viagem. Todos se sentem menos pressionados e essa interação é do que você mais vai precisar no futuro. Sem pressão, fica mais fácil transformar o primeiro encontro numa conexão mais significativa. Essa filosofia aparentemente insignificante é o método que uso para continuar construindo e aproveitando relacionamentos incríveis mesmo na velhice.

Não existe um momento perfeito para se conectar com alguém, assim como nem sempre há algo certo para ser partilhado. Compartilhar o momento presente, o agora, e fazer qualquer coisa que aceitem compartilhar é uma excelente forma de se conectar. O compartilhamento é a melhor maneira de se aproximar dos outros. Antes de reclamar sobre se

Se for para viver até os 100 anos

sentir sozinho, vasculhe o seu cérebro. Prometo que haverá uma ou outra pessoa a quem possa recorrer em tempos de solidão. Não pense demais. Apenas convide alguém de coração aberto. Esse simples gesto pode gerar mais alegria do que eu seria capaz de descrever.

4.

ENCONTRE UM PORTO SEGURO

SOU AMIGO DE RAJBHANDARI há 38 anos. Quando nos conhecemos, ele era presidente da Associação de Epilepsia do Nepal e pediu minha ajuda para encontrar uma solução para a falta de medicamentos antiepilépticos. Comecei a doar remédios para o Nepal, fundei o grupo oficial de voluntários com sede no Ewha University Hospital e organizei atividades de voluntariado anuais naquele país.

Agora que estou velho, passei a responsabilidade adiante. Os colegas mais novos que assumiram organizam a viagem anual para o Nepal. Eu permaneci em contato com Rajbhandari. No ano passado, ele me escreveu para compartilhar ótimas notícias. Ao longo de todos esses anos de amizade, ele meditou de forma regular e rigorosa, e finalmente havia recebido o certificado por completar o treinamento de meditação mais avançado.

Assim que nos conhecemos, ele recomendou que eu meditasse. Mais de uma vez me disse que, se apenas 1% da população mundial aderisse à prática, viveríamos num lugar muito mais pacífico. Segui o exemplo dele e tentei várias formas de meditação, desde o estilo de pernas cruzadas até

Se for para viver até os 100 anos

a ativa, para encontrar o equilíbrio interior. Os momentos que passei fazendo trilhas, rezando em templos e meditando com ele continuam sendo alguns dos mais enriquecedores da minha vida.

A minha rotina como psiquiatra na Coreia do Sul sempre foi caótica. Com frequência, sentia um aperto no peito ao escutar o sofrimento dos pacientes. A sociedade moderna competitiva não nos permite remoer o passado nem olhar para ele por muito tempo. A minha geração em específico vivia ocupada tentando não ficar para trás. Eu me sentia exausto e vazio às vezes, mas a realidade sempre me forçava a voltar para o ritmo agitado. No Nepal, descobri o luxo de um coração mais leve. Cercado pelo Himalaia, eu me deleitava com a generosidade dos nepaleses, que me ensinaram a dar um passo para trás e relaxar de vez em quando. Eu conseguia descansar de verdade. Talvez fosse por isso que as pessoas me diziam que eu parecia diferente após as viagens para lá. Eu concordava. Sem o Nepal, o meu lar espiritual, teria tido um treco muito antes da aposentadoria.

Um dia, quando estava lá com Rajbhandari, passei por uma estátua de Bhairava na praça Darbar, em Katmandu. As pessoas deixavam moedas nessa estátua e prestavam respeito ao unir as palmas das mãos diante dela. Assim que terminavam de rezar, criancinhas rodeavam a escultura para pegar as moedas. Porém, os devotos iam embora como se nada estivesse acontecendo, apesar de verem a situação. Fiquei perplexo com as reações indiferentes àquele comportamento desrespeitoso, e pedi a Rajbhandari para me explicar.

. 112 .

Encontre um porto seguro

— Os devotos dedicaram as moedas ao deus. Agora as moedas são de Bhairava, não deles — comentou o meu amigo.

Ele queria dizer que, depois que as moedas saíram das mãos dos devotos, o que acontecia não era mais da conta deles, e o destino delas ficava ao encargo da divindade. Diante de tais palavras sábias, uma cena do passado veio à minha mente.

Na Coreia, certa vez fui visitar o templo de Gwanchoksa, em Nonsan, durante o aniversário de Buda. Os devotos formavam uma longa fila diante da estátua do Buda Maitreya para fazer oferendas de luz. Percebi que uma senhora de meia-idade oferecia uma vela grande e não dava espaço para a próxima pessoa. Numa multidão, é comum que um devoto tenha a educação de ceder o lugar depois de fazer sua oferenda, mas aquela senhora não se mexia. Vi uma monja budista se aproximar para acender a própria vela na chama da vela daquela senhora e levar uma bronca. A senhora lhe disse para não fazer aquilo. A mulher parecia acreditar que a monja, ao pegar emprestado uma faísca mínima da chama, roubaria a sua sorte.

Na sociedade moderna, até a cultura das oferendas e da adoração se tornou uma competição, algo que, decerto, causa desconforto. Apesar disso, aquele dia no Nepal me chamou atenção. Os nepaleses nunca pararam de questionar o que realmente pertence a eles, permanecendo vigilantes diante da agonia e dos conflitos que uma mentalidade gananciosa poderia causar. Graças a esse ponto de vista, aprendi durante

Se for para viver até os 100 anos

as visitas ao país a minar minha ganância inquietante, que vivia descontrolada. Devido ao treinamer.to de meditação, também consegui controlar melhor impulsos egoístas quando voltava para casa.

Seis anos atrás, visitei Dolka pela primeira vez em duas décadas. Esse vilarejo na montanha é o local que nosso grupo de voluntários escolheu como primeira viagem em grupo. Na época, era um lugar isolado e pouco populoso. No fim do dia, eu estava escalando o Kalinchowk. Na metade da subida, havia uma cabana em que um iogue meditava e, no topo, um templo hindu vazio. Escalando a montanha naquele silêncio sublime e intocado, me senti nas mãos de um deus, e cada passo era uma espécie de meditação.

O vilarejo havia crescido além do que eu poderia ter imaginado. Tinha até uma rua pavimentada que ia direto para a base do Kalinchowk, com espaço para um veículo pequeno. A viagem que tinha levado dias na época passou a durar apenas algumas horas. Então, mudei os meus planos de ficar no vilarejo e segui para a montanha. Onde antes havia a cabana do iogue, encontrei várias pousadas e cafés. O Kalinchowk se tornou uma atração turística popular. Era um mundo diferente.

Os arredores, porém, pareciam os mesmos: plantas e flores ao longo da estrada, os sons da vida selvagem, o céu azul, o vento e a quietude. Encontrei o lugar onde costumava meditar vinte anos antes e montei uma barraca. A sociedade pode ter mudado, mas a essência do Himalaia se manteve. Eu me permiti descansar ali, encarando a ansiedade, o

Encontre um porto seguro

medo, a raiva e o vazio que fervilhavam em mim conforme eu envelhecia. A minha mente agitada finalmente alcançou um ritmo tranquilo. Senti que estava sorrindo. Não consegui ficar muito tempo, por causa da altitude, mas me senti mais à vontade ali do que em qualquer outro lugar no mundo.

Na era moderna, todo dia é caótico. Os elementos que formam esse caos costumam estar fora do nosso controle. Você cuida dos interesses da sua empresa para se sustentar e constrói a vida ao redor de responsabilidades e deveres para com a família e dependentes. Então, não é de surpreender que acabe se sentindo sozinho e vazio, sempre se questionando: onde está a minha vida, e quem sou eu no meio disso tudo?

O falecido psiquiatra britânico Anthony Storr disse que a vida é uma moeda cujos lados são desejos opostos.[3] Um nos leva a formar conexões com as pessoas. O outro nos inspira a nos voltar para o nosso eu verdadeiro na solidão. Essa binaridade existe não apenas em relações sociais, mas também nas profissionais e românticas. Nós crescemos por meio de responsabilidades e deveres. Aprendemos a encontrar alegria ao nos sacrificarmos e ao ajudarmos os outros, porém, no fundo, todos lutamos contra um desejo irresistível de viver para nós mesmos. A vida se torna desanimadora quando não conseguimos equilibrar esses dois desejos conflitantes. Todos precisamos dessa estabilidade — de cumprir os deveres sem nos perdermos no processo.

Isso significa que tenho sorte por ter dois mundos. Sinto que consigo relaxar no Nepal, onde me distraio dos pro-

Se for para viver até os 100 anos

blemas da rotina, para então voltar para a Coreia do Sul e seguir com a vida sem ter um burnout. Viver focado em apenas uma coisa leva à exaustão. Então, sempre menciono aos meus alunos e aos colegas médicos sobre a importância de ter um lugar e um momento próprios. Aponto que eles não podem deixar que seus importantes deveres e responsabilidades os levem a se esquecerem de si mesmos. Talvez você não precise ir até o Nepal para isso, mas afirmo uma coisa, querido leitor: é melhor encontrar esse porto seguro o quanto antes. Pois quando sentir que precisa de uma pausa, caso — ou quando — a maré de solidão e vazio te encontre, pensar num lugar do nada pode ser desafiador.

Faz 42 anos desde minha viagem para o Nepal. Quantos momentos passados lá melhoraram a minha qualidade de vida? Com o pouco tempo que me resta agora, não sei se algum dia conseguirei recompensar o povo nepalês por tanta bondade. A única coisa que posso fazer é rezar pelo Nepal e pelo Himalaia. Meus portos seguros.

5.

Minha verdadeira melhor amiga

"Fiquei desfigurado por sua causa. O meu pescoço cresceu de tanto esperar por suas cartas, e o meu braço direito cresceu mais ainda de tanto escrever cartas de amor."

Esse é um trecho de uma das cartas que escrevi para a minha esposa muitos anos atrás. Um dia, ela a leu para a família. Os meus filhos morreram de rir das frases piegas e vergonhosas, porque não conseguiam acreditar que eram palavras minhas. Eu e minha esposa nunca fomos muito sentimentais na frente deles, então eles jamais imaginariam que tenho um lado romântico.

Eu me sentia exatamente assim quando escrevi essa carta. Conheci a minha esposa quando tinha 14 anos. Ela era amiga da minha irmã, estava sempre na nossa casa. Durante a época de escola, sempre nos tratamos como irmãos.

Mas tudo mudou quando ela foi fazer faculdade em Seul. Um dia, fiquei sabendo que ela iria num encontro às cegas. O meu coração começou a bater desesperado. Fiquei chocado quando me dei conta de que não poderia simplesmente perdê-la. Disparei até o correio e comprei cem cartões. Comecei a mandar uma carta por dia, cortejando-a.

Se for para viver até os 100 anos

Uma dessas cartas foi a que a minha esposa leu. Não ousei relê-las desde aquela época, mas sei que devo ter oferecido de bandeja o meu coração, falando um monte de coisas. Com o tempo, emocionada com todo o esforço, ela acabou casando comigo.

Apesar de termos começado com palavras românticas, a vida juntos não teve o melhor dos começos. Para início de conversa, não tínhamos um tostão. Como o meu pai havia falecido e o negócio da família, falido, eu estava cheio de dívidas. Pior, passei um tempo preso por ter sido um dos líderes estudantis da Revolução de Abril, um movimento democrático contra o então ditador presidente Rhee. Depois que fui solto, tive dificuldades para conseguir um emprego. Com as finanças limitadas, começamos a vida de casados numa quitinete e passamos a lua de mel acampados numa montanha. Até hoje a minha esposa me pergunta em tom brincalhão como tive coragem de pedi-la em casamento. Acho que nem eu entendo. Mas, se soubesse de todas as dificuldades que ela enfrentaria ao meu lado durante os anos seguintes, antes de eu finalmente conseguir um emprego estável, criando quatro filhos e cuidando da sogra, além dos próprios estudos, não sei se teria a ousadia de refazer a proposta.

Com o tempo, aos poucos, conseguimos sair do vermelho, mas ela ainda não teria uma vida fácil. Em retrospecto, sempre fui um pouco ingênuo quando se tratava de questões financeiras. A minha mãe nunca falava sobre dinheiro comigo, provavelmente tentando proteger o único filho homem.

. 118 .

Minha verdadeira melhor amiga

Talvez seja por isso que eu ainda me comporte como uma criança em relação a finanças. Verdade, não tenho a menor ideia de quanto custa uma casa decente, quanto gastamos num mês nem qual banco oferece as melhores taxas de juros, e assim por diante. A minha esposa cuidava do dinheiro e era quem tomava as decisões financeiras porque tinha um marido que não sabia nada do assunto. Quando eram novos, os meus filhos reclamavam e diziam que ela era avarenta, mas essa natureza econômica era uma necessidade após ter se casado comigo, que era pobre e permissivo demais com questões monetárias

Eu era inconsequente e sempre dava um passo maior do que a perna. Fiz doações de suprimentos médicos e até de um prédio enquanto me voluntariava no Nepal e no orfanato Gwangmyeong. Como psiquiatra, introduzi novos tratamentos como terapia psicodramática e arteterapia, os quais necessitavam de fundos para serem executados. Além disso, aqueles comprometidos com causas importantes sempre precisam de orçamentos generosos. Eu tentava contribuir o máximo possível com os meus recursos — fosse tempo, conhecimento, espaço ou dinheiro. Como resultado, a minha esposa se tornava uma vítima dos meus caprichos financeiros. Se eu sou um idealista inveterado, ela é a voz da razão, quem alterna entre ideais e a realidade. Se não fosse por ela, eu teria falido há muito tempo. Algumas pessoas me exaltam por ser um filantropo, mas quem me conhece de verdade a elogia pela paciência de santa que ela tem.

Se for para viver até os 100 anos

Vou lhe contar uma coisa, querido leitor: às vezes me pergunto como essa mulher se casou comigo, um homem com tantos defeitos, e continua do meu lado por quase sessenta anos. Suspeito que tenha a ver com o fato de compartilharmos valores importantes por sermos socióloga e psiquiatra. Acreditamos na importância de um relacionamento saudável entre indivíduos e a sociedade como um todo. Pessoas felizes formam um coletivo saudável, e um coletivo saudável mantém as pessoas felizes. Sabendo muito bem disso, a minha esposa nunca me impediu de fazer nada. Pelo contrário, ela apoiava até os meus projetos mais caros. Para ser sincero, ela chegou ao ponto até de planejar e participar da maioria deles. Se não fosse por ela, eu não teria conseguido conduzir várias missões de voluntariado, estudo e educação. Nosso objetivo comum de tornar o mundo um lugar melhor, em vez de focarmos em nós mesmos e nos próprios interesses, fez com que criássemos uma conexão mais forte do que poderíamos imaginar.

Eu a admiro muito. Acima de tudo, eu a respeito como uma acadêmica chamada Lee Dong Won. Socióloga, consegue ter uma visão geral de cada situação, sempre me ajudando a me afastar em vez de mergulhar na mente de alguém, que é o instinto que tenho como psiquiatra. Ela sempre foi uma mulher forte, que guiou a família, que conhece os próprios limites. Tive a sorte de ter relativa igualdade de gêneros na minha família. Ela é o motivo para o portão da nossa casa exibir com orgulho os nossos dois sobrenomes. Ela é a razão para eu ter lecionado o primeiro curso de Estudos

Minha verdadeira melhor amiga

Femininos na faculdade do Ewha University Hospital. E o motivo de eu ter recebido um prêmio de valores familiares em 1999 por meu trabalho, algo pouco comum para um homem coreano da minha época.

Eu a admiro por ser a mãe dos meus quatro filhos e minha esposa. Com todos os desafios financeiros da nossa juventude, ela precisou equilibrar o próprio estudo com a tarefa de criar filhos. Segundo ela, as épocas difíceis a ensinaram a priorizar o que era, de fato, importante, encontrar paz interior, saber quando desistir e, às vezes, quando insistir até dias melhores chegarem. Quando lembro a nossa história, sinto uma onda de respeito e carinho do fundo do meu coração por ela, que conseguiu encontrar tanta sabedoria nas profundezas de uma vida difícil.

Sempre que me pedem para celebrar um casamento, destaco três conselhos. O primeiro diz respeito a se divertir tanto quanto for possível. O segundo é para ser criativo. E o terceiro é sobre ajudar um ao outro a crescer. Por sorte, eu e a minha esposa seguimos os três o casamento inteiro. Encontramos formas criativas de lidar com a pobreza e nos divertimos criando os nossos filhos, estudando e trabalhando juntos, e nos ajudamos a crescer nas nossas áreas; nosso matrimônio não poderia ter sido melhor.

Agora, minha esposa é tão velha quanto eu. A visão dela está piorando, assim como a audição, e ela se tornou mais reticente. Às vezes, acho que não entendemos boa parte do que o outro tem a dizer, mas está tudo bem. Quando ela me acompanha a algum evento, seja uma palestra, seja um

Se for para viver até os 100 anos

almoço, me surpreendo. Ela fala tudo que estou pensando. É aí que sinto, mais uma vez, no fundo da alma, todos os anos que passamos juntos. Uma mente, um coração. Sobre quem mais eu poderia afirmar isso?

Lembre-se, querido leitor, dos três conselhos que ofereço a recém-casados. Uma união de amor se trata de compartilhar alegrias e aprender um com o outro. Foi por meio da nossa visão compartilhada e do crescimento mútuo que eu e a minha esposa conseguimos superar os momentos mais difíceis da convivência.

Que alívio tê-la ao meu lado, minha companheira de vida e colega acadêmica. Ela ajudou a fazer de mim quem sou, e vice-versa. Ao repensar nossa vida juntos, mais de sessenta anos após nos conhecermos, me sinto voltando no tempo e sendo mais uma vez o rapaz que escrevia cartas de amor fervorosas. Sinto um nervosismo ao ler as antigas correspondências que ela ainda guarda, depois de tantos anos. Até o meu último dia, sempre será para ela a quem desejo dar o mundo.

6.

ACABE COM A DISTÂNCIA ENTRE GERAÇÕES

QUANDO OS MEUS NETOS eram pequenos, se recusavam a ir para a creche. Como precisavam ir para o trabalho, os pais deles — os meus filhos — se irritavam e sempre davam um jeito de convencê-los a entrar no carro. Em dias assim, eu via as crianças fazendo caretas, como se fossem obedecer só daquela vez, mas a contragosto e apenas por amor. Entretanto, os meus filhos, ocupados e cansados, nem sempre viam esses olhares, os sinais silenciosos que eram enviados. Talvez lhes faltasse a experiência, ou o luxo do tempo, de sentar e conversar para entender o que se passava na cabecinha das crianças.

Não foi diferente quando aconteceu comigo e com a minha esposa. Sempre fomos pais amadores, mesmo com quatro crianças, afinal, cada uma tinha demandas diferentes. O pior era que nós dois trabalhávamos, então tínhamos pouco tempo disponível para elas. A vida passou voando, ano após ano, e ainda não consigo entender como isso aconteceu. Depois que elas cresceram e passamos a ter um pouco mais de tempo, finalmente tivemos a oportunidade de entender

Se for para viver até os 100 anos

os erros bobos que cometemos ao longo dos anos. O arrependimento, no entanto, não mudaria nada àquela altura, com os nossos cabelos já brancos.

Por sorte, como avô, consigo identificar quando os meus netos estão passando por momentos difíceis. Sempre que sentia que a hesitação deles em ir para a creche ia além de pirraça, interferia — e a minha esposa também. Eles sempre davam bons motivos quando eram questionados. Quando acontecia, levávamos as crianças para dar uma volta e escutávamos o que tinham a dizer. Depois desses passeios, elas ficavam mais tranquilas.

Um tempo atrás, o neto mais velho se casou. Sim, o primeiro menino que me agraciou com o amado título de vovô! Parece que foi ontem que o segurei nos braços pela primeira vez, o peito se enchendo de amor. O bebezinho cresceu tão rápido e já estava começando a própria família! Quando fomos apresentados à mulher que se tornaria a sua esposa, fiquei tão feliz que queria sair voando por aí. Sabe, quando os meus filhos se casaram, fiquei morrendo de preocupação e não conseguia relaxar o suficiente para me sentir bem. Já com os meus netos, tudo era puro fascínio e alegria.

Não consigo exprimir em palavras a felicidade que os meus netos trouxeram para a minha vida. Isso aconteceu, acima de tudo, porque conheci a alegria de criar filhos enquanto ajudava a criá-los. Ainda me sinto mal pela minha esposa e pelos meus filhos, por não ter feito um bom trabalho como provedor ou não estar presente, uma vez que fui convocado para atender as Forças Armadas ou estava preso pelo

Acabe com a distância entre gerações

meu envolvimento na Revolução de Abril. A minha esposa precisou carregar o fardo de criá-los sozinha. Mesmo depois que consegui um emprego estável no hospital e comecei a ganhar um bom salário, o dinheiro não era suficiente para sustentar nossa família de sete pessoas — a minha mãe também morava com a gente. Eu saía para trabalhar antes de amanhecer e voltava ao anoitecer, sem tempo para pensar em mais nada. Os anos passaram num piscar de olhos, e então, de repente, todas as crianças tinham crescido.

Mas então virei avô! Os meus netos eram incríveis mistérios da vida se remexendo nos meus braços! Eles aprenderam a sentar, levantar, caminhar e até a correr, e tudo isso foi uma surpresa para mim, que não tinha testemunhado nada disso antes. Quando começaram a falar e a resmungar "vovôs" quase inaudíveis, eu não conseguia resistir e ia às lágrimas. Não importava se fizessem travessuras ou malcriações, eram os meus queridinhos.

Me lembro da minha avó materna, tão babona quando eu era pequeno. Ela gostava de dar tapinhas na minha cabeça e me abraçar apertado antes de exclamar, carinhosa: "Meu bebê lindo!" Isso deve ter me marcado muito, porque eu também exclamava "Meu bebê lindo!" sempre que via os meus netos. Ah, querido leitor, até fiz uma lavagem cerebral neles! Quando eram pequenos, vinham nos visitar todo fim de semana, e eu os ensinei a me cumprimentar com "Sou o bebê lindo do vovô" em vez de um olá normal. Assim que eles pisavam na minha casa, eu dizia, bem alto, "Você é", e eles gritavam de volta "O bebê lindo do vovô!". A família inteira caía na gargalhada.

Se for para viver até os 100 anos

Que alegria breve! Depois que entraram na escola, ficaram tímidos e pararam de gritar de volta. Eles apenas sorriam e me davam um abraço rápido.

— Vovô, não sou o bebê do papai? Por que sou o seu bebê? — perguntou uma vez a neta mais nova.

Então o cumprimento chegou ao fim. Agora que todos os meus netos são adultos, às vezes sussurro "Você é" em seus ouvidos. Sabe o que acontece? Eles sussurram "O bebê lindo do vovô" de volta. Que laço incrível!

A grande questão é que, por mais que os ame, os meus netos vivem num mundo completamente diferente daquele em que eu ou até os meus filhos cresceram. Eu me sentava no colo dos meus avós para ouvir histórias, já os meus netos tiveram infâncias nutridas pela internet, conectados ao mundo, absorvendo vários conteúdos disponíveis on-line. Era inevitável que houvesse uma distância entre nossas gerações. Entretanto, se você permitir o aumento desse distanciamento, ele logo se transformará num abismo. Como amar alguém, ou qualquer um, na verdade, que não entende? No cerne de todo amor está o desejo e a determinação por compreender. Eu queria ter a oportunidade de entender os meus netos, e vice-versa. Nossa, caro leitor, como tentei me encaixar!

Comecei a mandar histórias da minha infância por e-mail para eles: falando sobre a época em que achei que era japonês por causa das políticas extremas do Japão para eliminar a nação coreana, sobre o desespero que senti durante a Guerra da Coreia, e os anos de adolescência, quando escalava o

Acabe com a distância entre gerações

caquizeiro para contemplar a minha existência. Eles ficavam embasbacados e fascinados com as histórias, que pareciam eventos históricos dos livros didáticos ganhando vida. Por nossas correspondências, também aprendi muito sobre eles, que faziam comentários sobre os meus e-mails, usando gírias como 냉무 *naengmu* (falta de conteúdo), 헬조선 *helljoseon* (Coreia infernal), 워라밸 *wolabel* (equilíbrio entre vida e trabalho), e 소확행 *sohwakhaeng* (uma felicidade pequena, mas certeira). Eles me alegravam com essas expressões coreanas e me ensinavam sobre as questões sociais por trás delas.

Nesta era de núcleos familiares, é raro que as pessoas morem com os avós, o que torna o conceito de família para os jovens bastante limitado. Com o declínio das taxas de nascimento, a maioria tem um ou dois irmãos no máximo — isso quer dizer que, para elas, família significa um grupo de cinco pessoas, talvez até menos.

Unidades familiares menores podem gerar crianças mais individualistas e egoístas, pois o mundo em que crescem parece muito menor. Os pais tendem a dar tudo ao filho único ou aos dois filhos que têm. Nos países asiáticos, surgiu a expressão "síndrome do pequeno imperador" para descrever um efeito colateral desse fenômeno na sociedade: as crianças literalmente se comportam feito imperadores e mandam em pais e avós, que obedecem.

Uma vez, peguei um táxi e o motorista passou a viagem inteira reclamando do neto. Contou que um dia tinha dado uma bronca no menino por fazer malcriação, e o neto foi se esconder nos braços da avó, perguntando a ela: "Vovó,

Se for para viver até os 100 anos

existem 7 bilhões de pessoas no mundo! Por que a senhora escolheu se casar com um homem tão mau?" Não conseguia acreditar naquilo! O garoto, que foi tão precoce ao citar a população global, colocou a culpa, de forma maldosa, no avô, em vez de refletir sobre o que tinha feito de errado. Que garoto era esse! E se ninguém nunca conseguisse discipliná-lo? Ele murmuraria essa ladainha de "Por que esse homem tão ruim entre 7 bilhões de pessoas" ao ser criticado pelo supervisor no trabalho? E todos os problemas e circunstâncias difíceis que com certeza surgiriam no futuro? Seria difícil para ele se adaptar ao mundo.

Vários estudiosos e especialistas preveem que muitos dos empregos tradicionais que temos hoje desaparecerão no futuro e concordam que existe uma habilidade humana peculiar que dificilmente será substituída pela inteligência artificial. Trata-se da empatia, ou do quociente de empatia, em termos gerais. Na nossa sociedade individualista, com uma quantidade crescente de unidades familiares de apenas um membro, haverá uma demanda maior para pessoas com um quociente de empatia elevado. Como melhorar essa habilidade? Conectando-se e formando laços profundos com os outros.

O papel crucial dos avós na era moderna é ensinar empatia aos netos. Quando eu era menino, a Coreia ainda era cheia de pequenas comunidades, então os vizinhos faziam parte de uma grande família. Esse espírito comunitário nos ensinava a respeitar o sentimento dos outros e a seguir códigos de comportamento. Os jovens de hoje, vivendo em

. 128 .

Acabe com a distância entre gerações

grupos menores, individualistas, não têm essa vantagem. Cabe aos avós, então, ajudar a expandir o mundo social deles. Você pode dar uma mesada de vez em quando, mas não precisa se limitar a esse papel passivo. Interaja com eles, conte histórias da sua juventude para que possam entender como era o passado e seja o conector entre eles e uma família maior, os primos e parentes mais jovens.

Mas seja criativo. Por melhores que sejam suas intenções, se não conseguir se conectar com os seus netos, toda a sua boa intenção vai ser interpretada como sermões indesejados. Comece se tornando amigo deles. Querido leitor, para fazer amizade com qualquer jovem você precisa se esforçar muito para entender o mundo deles. Tentar compreender a perspectiva do outro — esse é o começo de todos os grandes amores.

7.

ACEITE SEUS PAIS COMO ELES SÃO

A VIDA RARAMENTE OFERECE sabedoria de maneira fácil. É por isso que costumamos ouvir aquela famosa frase carregada de arrependimento: "Se eu soubesse naquela época o que sei agora..." A juventude, intensa em paixão e bravura, não tem a sabedoria que vem com a experiência, enquanto os idosos, com toda a experiência e o conhecimento, não têm mais oportunidade de colocá-los em prática. Essa ironia da vida é verdadeira não apenas na criação dos filhos, mas também no relacionamento dos jovens com os próprios pais. Se eu soubesse naquela época o que sei agora, teria me esforçado mais para entender a minha mãe. Ainda sinto um aperto no coração quando penso no tanto que a magoei em certas ocasiões. O quanto conhecemos e compreendemos nossos pais?

Desde que me entendo por gente, a minha mãe foi a pessoa mais forte que já conheci. Com um espírito heroico, ela nunca desistia quando acreditava em algo. Durante a Guerra da Coreia nos anos 1950, a escola que eu frequentava ficou lotada de soldados feridos, e logo não tinha mais vagas. Nós, alunos, deixamos o prédio para que os soldados

Aceite seus pais como eles são

pudessem receber tratamento e fomos estudar numa "sala" improvisada próximo a uma caverna usada para a produção de telhas. Era uma época muito desafiadora, e a maioria das pessoas não conseguia cuidar da própria família. Apesar disso, a minha mãe se voluntariou para tratar dos soldados feridos na escola e de órfãos da guerra. Ela faria trabalhos voluntários para o restante da vida.

Embora minha mãe fosse muito amada e respeitada por sua filantropia, sempre a achei difícil, e até assustadora. Ela tinha noções bem definidas sobre o certo e o errado, e era incansável ao se lançar em busca do que queria depois que tomasse uma decisão, então era impossível convencê--la a mudar de ideia. Cresci seguindo regras inabaláveis em relação a segurança. Qualquer coisa capaz de causar o menor mal era proibida. Eu não tinha permissão nem para jogar futebol ou fazer natação. Quando fazia pirraça, ela me chamava para dentro de casa e me dava uma bronca, mantendo o tom de voz baixo. Nunca se deixava dominar por emoções e analisava meus delitos com uma lógica infalível Quando eu era repreendido dessa forma, achava que seria melhor se ela me batesse. Era tão doloroso ouvi-la brigando comigo daquele jeito.

Eu sentia como se nunca tivesse escapado da sombra dela. Havia dias em que queria fugir de casa. Quando passei para a faculdade, fui direto com ela.

— Mãe, seu amor é grande e sério demais para eu conseguir suportar, então me diga o preço dele, por favor. Vou passar a vida inteira pagando minha dívida.

Se for para viver até os 100 anos

Na época, queria saber o valor monetário do que ela sentia. Na minha mente infantil, a quantia seria menos opressiva do que o peso do amor intangível dela por mim. Ela ficou em silêncio por um instante, pensando.

— Você vai saber quando tiver filhos. Essa é a minha resposta.

Muitos anos depois, quando me casei e me tornei pai, entendi o que fiz com a minha mãe naquele dia. Que tolice pedir que pusesse um preço no amor dela. Ela deve ter ficado muito triste ao ouvir o filho fazendo tal exigência. A frustração e a culpa que senti sobre esse incidente se tornaram um grande *hua tou* (화두) — tema de reflexão —, que me acompanhou por toda a vida.

Budista devota, ela começou a visitar o templo de vez em quando, na época da minha residência médica. Quando tive filhos, ela já tinha o hábito de sair de casa num robe budista tingido e de passar dias seguidos lá. Comecei a receber telefonemas de amigos e parentes, perguntando sobre ela.

— Sua mãe virou monja? Eu a vi no templo...

Eu ficava com vergonha, porque me sentia acusado de não cuidar bem dela e empurrá-la para os braços de um templo religioso. Devo ter pensado assim por causa da sensação de ser um filho ruim e pela culpa sobre aquele incidente do passado. Eu queria que ela ficasse mais tempo em casa, sendo a avó dos meus filhos, e não no templo. Às vezes, ela atendia esse desejo e passava temporadas mais longas conosco. Entretanto, quando fazia isso, acabava acamada. Acontecera o mesmo durante a juventude dela. Sempre

Aceite seus pais como eles são

que fazia as vontades do meu pai, sentia dores de estômago horríveis. Não importava o quanto envelhecesse, ela era assim, precisava viver a própria vida do jeito dela — essa era sua natureza.

Derrotado, aceitei o jeito dela. Concordei que vivesse como quisesse e a libertei. Demonstrei as mesmas compreensão e paciência que ela ao ouvir o meu protesto adolescente, anos antes. Depois disso, ela voltou a sair por aí, tão saudável quanto antes. Lá estava ela, em toda a sua essência — passeando com seu robe tingido, sem nada além de uma mochila pendurada nas costas. Senti mais orgulho dela do que seria capaz de explicar.

Ela faleceu aos 84 anos. Em toda a minha vida, a melhor coisa que fiz por ela como filho foi lhe dizer aquelas palavras simples que a libertaram.

Demorei muito tempo até aceitar minha mãe como ela era. Se tivesse feito isso antes, se a tivesse enxergado como uma *pessoa* e não apenas como minha mãe, não teríamos nos magoado tanto. Mesmo cheio de arrependimento, sei que não posso voltar no tempo. Afinal, precisava passar por tudo aquilo — desde a minha infância na sombra dessa mulher forte até a minha paternidade, que enfim me deu a chance de entender o amor de um pai por um filho — para compreendê-la de verdade.

Com a idade, vem também a compreensão de que precisamos aceitar os nossos pais como eles são. Lembre-se, pai ou filho, todos somos novatos quando esse relacionamento se inicia — e novatos sempre cometem erros. Isso quer

Se for para viver até os 100 anos

dizer que sempre vamos magoar uns aos outros de alguma forma. Se não for algo irrevocável, imperdoável, devemos estar prontos para entender e perdoar os erros cometidos. Contextualize palavras e atos, diminua as expectativas e perceba que, antes de pais e filhos, somos humanos. Só assim escaparemos da longa sombra lançada por tais relacionamentos. Só assim nos encontraremos como adultos de fato independentes.

Pais e filhos, do momento em que se conhecem, se tornam mais próximos do que seria possível em qualquer outra relação humana. Eles influenciarão uns aos outros por anos e, ainda assim, podem nunca se conhecer de verdade. Entretanto, se tivermos sorte, teremos tempo para conhecê-los. Pode ser necessária uma vida inteira para de fato nos entendermos. Tente não esperar até ser tarde demais para refletir sobre isso. Esta é a última oportunidade para você se curar e fazer as pazes com seus pais, que podem ter lhe magoado sem nem se darem conta disso.

PARTE IV

O LADO BOM DE ENVELHECER

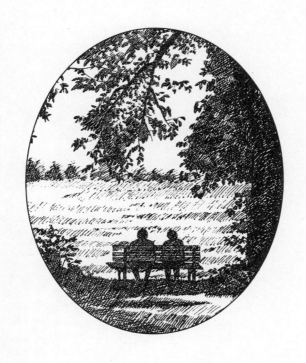

1.

SE TEMPO É DINHEIRO, ESTES SÃO OS ANOS DOURADOS

CHEGOU A ERA DOS centenários! A geração *boomer*, que nasceu entre 1968 e 1974, tem uma expectativa de vida de 100 anos. Em 1970, a expectativa de vida dos coreanos era de 62 anos. É impossível imaginar como o mundo mudou.

A primeira vez que me deparei com a noção de uma expectativa de vida de 100 anos foi em 1982, quando conheci a divisão de vida nepalesa em quatro estágios de 25 anos. Na época, o conceito de viver 100 anos não era comum, então essa proposta era no mínimo revigorante. Ao mesmo tempo, me lembrei dos oito estágios do desenvolvimento psicossocial de Erikson, como já mencionei no capítulo sobre reparação. Sabe, ensinamentos espirituais e científicos com frequência têm conceitos semelhantes.

Ainda assim, a maioria de nós achava que "centenário" era uma terminologia que se referia apenas a uma expectativa de vida melhor, e nada além disso. Agora, porém, essa era se tornou real. Em 2009, num relatório sobre envelhecimento, a ONU a oficializou, e, em 2015, divulgou orientações para distinguir suas fases. De acordo com o documento da orga-

Se for para viver até os 100 anos

nização, a infância dura entre 1 e 17 anos; a vida adulta vai dos 17 aos 65; a meia-idade, dos 65 aos 79; e a velhice, dos 79 aos 99 anos — tudo além de 100 é considerado velhice extrema. Essas regras parecem refletir melhor a realidade atual do que a antiga percepção de os 40 serem o começo da meia-idade, e os 60, o início da velhice. Na minha experiência, é mais precisa. Eu me tornei o chefe da minha família ainda jovem, após a morte do meu pai. Foi quando comecei a trabalhar — e só parei aos 65 anos, ao me aposentar como médico docente. Então, posso dizer que a minha vida adulta durou esse período inteiro. E a meia-idade — dos 65 aos 79? Foi aí que me tornei independente de verdade e pude dedicar tempo e recursos ao tipo de trabalho que me interessava. É, essa divisão fez muito sentido para mim.

Comecei a contemplar a vida pós-aposentadoria muito antes de me aposentar de fato. Eu me inspirei em Kim Hong Ho, um colega professor no Ewha University Hospital. Lembro de ouvi-lo dizer "Hoje, me tornei aluno de novo" ao se aposentar. Esse pensamento diferente me marcou, e percebi que a aposentadoria podia ser um recomeço em vez do fim. Naquele momento, decidi que também a encararia como um ponto de partida e não como um ponto-final.

A vida antes de eu me aposentar era uma corda bamba, como se eu tentasse solucionar uma equação longa, cheia de variáveis. Como pai, acadêmico, médico, marido, professor e filho, eu tinha a missão impossível de fazer malabarismo com todos esses papéis que exigiam responsabilidades diferentes, lidando com desejos conflitantes e digressivos sem abalar

Se tempo é dinheiro, estes são os anos dourados

uma harmonia frágil. Muitas vezes, deixava de lado minhas vontades e priorizava o que precisava ser feito. Meus filhos cresceram, e a aposentadoria do emprego como professor começou a se aproximar. De repente, com 65 anos, eu tinha muito tempo livre pela primeira vez na vida. Ninguém me seguraria mais.

O que fazer com todo aquele tempo? Pensei bem e decidi que desejava usar minha experiência e meu conhecimento para ajudar o máximo de pessoas possível. Então, abri minha clínica. Introduzi tratamentos experimentais, como arteterapia e psicoterapia com base em meditação.

Comecei a Family Academia Foundation porque, ao acompanhar as histórias de pacientes psiquiátricos, acabava descobrindo a existência de um familiar com problemas pelo caminho. Eu e minha esposa, que, como já mencionei antes, é socióloga, decidimos ajudar as pessoas a entender o papel e a importância da família. A fundação se transformou num centro de pesquisa especializado em estudos associados a questões familiares, consultoria, reintegração de cidadãos idosos e treinamentos sobre a criação de filhos.

Outra coisa que enriqueceu a minha vida de aposentado foi algo que comecei só por diversão: me inscrevi num programa de estudos culturais na Cyber University. Sempre tive um desejo insaciável de me aprofundar em estudos humanos. Achava que, para entender os meus pacientes, eu precisava de uma perspectiva interdisciplinar muito mais ampla do que apenas analisar as circunstâncias deles. Eu sentia necessidade de pesquisar a cultura do paciente,

Se for para viver até os 100 anos

quais ambientes ele frequentava e as comunidades de que participava. Acho que isso vinha dos aspectos espirituais da cultura nepalesa, que me fascinava. Queria descobrir o motivo de aquela cultura ser tão irresistível para mim. Por coincidência, me deparei com um pôster anunciando novas vagas para o programa da universidade virtual e aproveitei a oportunidade. Enfim teria a chance de saciar minha sede por estudos culturais!

Nunca me diverti tanto estudando quanto naquela época. Não havia pressão para tirar notas boas, não havia preocupação com provas; eu só estudava por curiosidade acadêmica e não conseguia imaginar nada mais divertido do que aquilo. Então aconteceu de, em 2011, eu me formar no curso como o aluno mais velho e o primeiro da turma. Em todos os meus anos como estudante na juventude, nunca cheguei nem perto de receber tamanha honraria. Imagine conquistar esse feito aos 76 anos de idade? A vida é mesmo uma caixinha de surpresas.

A abertura da clínica, a criação da fundação e os posteriores anos de estudo — tudo isso pode passar a impressão de que sou um velho se vangloriando de "ter aproveitado ao máximo a vida". Não é o caso. Tudo isso, querido leitor, aconteceu aos poucos, ao longo de duas décadas. Nos acostumamos a pensar na aposentadoria como "o que resta da nossa vida", o resto, como se fosse uma sobra. O tempo que temos após nos aposentarmos, porém, é longo demais para ser considerado um mero detalhe. Vinte anos! É tempo suficiente para uma criança nascer e virar adulta. É suficiente

Se tempo é dinheiro, estes são os anos dourados

para você começar um novo projeto e colocá-lo nos trilhos certos. Acredite, querido leitor, é muito, muito tempo — tempo demais para desperdiçarmos sem fazer nada, seguindo uma rotina inútil, sem encarar novos desafios.

Algumas pessoas acham que a aposentadoria é uma época de inutilidade. Elas não conseguem encarar a velhice, temendo se tornar um fardo e um problema para a família e a sociedade, sem carreira ou saúde. Lutam para mostrar o próprio valor. A felicidade, contudo, sempre será inalcançável. Riqueza e altruísmo não importam nesse quesito, e sim que as pessoas mudem a própria perspectiva sobre a vida e parem de se enxergar como potenciais problemas para todos.

Ellen Langer, uma estimada professora de Psicologia da Universidade de Harvard, disse que a última coisa da qual devemos abrir mão, se quisermos ser felizes, é o controle sobre nós mesmos — o direito de decidir por si próprio. Qual é a melhor parte de envelhecer? A resposta sempre será a mesma: a liberdade de controlar a própria vida. Você não é mais limitado por responsabilidades, além de ter experiência e recursos suficientes para se comprometer aos tipos de trabalho que sempre quis fazer. Essa liberdade é uma recompensa para quem viveu da melhor forma possível. Não a desperdice avaliando opções sem tomar qualquer atitude. Siga o seu coração.

Sempre digo: "Estes são meus anos dourados." Qual é a diferença entre um ano de vida do recém-nascido e um ano de vida do idoso? Qual a diferença entre um dia da vida de alguém com vinte e poucos anos e de alguém com 80? O

Se for para viver até os 100 anos

tempo não espera por ninguém. É por isso que você precisa manter a mente aberta, não importa a idade que tenha.

Sugiro que abandonemos os termos como "resto" da vida ou dias "restantes", porque a vida após a aposentadoria pode e deve ser muito mais do que isso. Quando estiver no controle e puder dedicar cada dia a atividades de que goste de verdade, não vai se decepcionar. Acredite, vai ser incrível. Anna Mary Robertson Moses, que começou a pintar aos 75 anos e faleceu aos 101, deixando cerca de 1.600 quadros prontos, disse: "A vida é o que fazemos dela, sempre foi e sempre será."

2.

NÃO HÁ MOMENTO MELHOR PARA SE APROXIMAR DA FAMÍLIA

FUI CONVIDADO A PALESTRAR numa variedade de eventos desde que comecei a publicar meus textos na Coreia, em 2013. Dei diversas entrevistas e fiz inúmeros discursos. Participei de vários programas de televisão, por meio dos quais me conectei com muita gente e me mantive social e profissionalmente ativo — que sorte em plena velhice! Eu sempre ouvia a mesma pergunta, não importava a ocasião. Todos sempre queriam saber sobre o estilo de vida da nossa família: como nós, 13 pessoas de três gerações diferentes, vivemos sob o mesmo teto.

Como expliquei brevemente num capítulo anterior, moro numa casa em Gugi-dong, em Seul. Cinco famílias habitam esse lar de quatro andares: eu e a minha esposa, os nossos filhos e as famílias deles. Não se precipite ao concluir que eu era rico o suficiente para dar um apartamento para cada um deles. Cada habitação foi comprada e paga inteiramente por eles, sem a minha ajuda.

Moramos juntos nessa casa desde 2002, quando todos os meus filhos passavam por uma fase caótica, estando

Se for para viver até os 100 anos

casados, com crianças e trabalhos em período integral. O mais velho sugeriu que nos uníssemos para solucionar o dilema de criar filhos e cuidar de pais na velhice, somado aos custos de habitação na cara capital da Coreia do Sul. A princípio, ficamos empolgados com a ideia , mas é óbvio que houve dificuldades na hora de colocar o plano em prática. Estávamos todos cientes de que conviver de forma pacífica poderia ser um desafio. E se vivêssemos brigando e acabássemos nos afastando, em vez de nos unindo? Após muitos debates, decidimos morar juntos sob o lema do "respeito pela independência de cada família e de cada familiar".

Seguimos esse princípio desde a construção da casa. Eu e a minha esposa cedemos o terreno em que ficava nossa residência original, e nossos filhos projetaram cada apartamento de acordo com o orçamento que tinham, seus gostos e suas necessidades. Fizemos questão de construir uma entrada separada para cada, mantendo assim alguma privacidade. Os princípios de respeito e independência também se aplicam à etiqueta diária. É estritamente proibido que alguém entre no apartamento de uma família ou apareça sem combinar antes; a senha de cada espaço é conhecida apenas por quem mora ali. Nós nos alternamos na organização e recepção de eventos familiares (a obrigação dura seis meses para cada andar), com datas e locais anunciados com antecedência.

Hoje, com famílias unipessoais (pessoas solteiras que moram sozinhas), é natural tamanho interesse por nosso lar intergeracional. Costumam nos dizer que essa estrutura de família — independente, mas morando sob o mesmo teto

Não há momento melhor para se aproximar da família

— é ideal para o século XXI, e fantasiam sobre refeições coletivas e todo o tempo que passamos juntos diariamente. Fico com a impressão de que muitos acham o modelo que seguimos quase perfeito.

Mas somos humanos. Não passamos o tempo todo rindo de piadas nem nos divertindo juntos. Na verdade, há ocasiões em que podemos parecer quase indiferentes uns aos outros. Apesar de morarmos no mesmo terreno, passamos dias sem nos ver, e todo mundo vive tão ocupado que nem sempre sabemos o que está acontecendo com todos os familiares. Contudo, esse toque de indiferença pode ser o ingrediente secreto para a nossa harmonia consistente. Se você estava esperando a imagem de uma família mais próxima e interdependente, vai ficar decepcionado.

Entretanto, falando por experiência própria, a verdadeira vantagem de uma grande família intergeracional fica mais evidente em momentos difíceis do que durante os alegres.

Em 2010, o meu filho mais velho desmaiou numa noite de domingo. A esposa e a filha estavam do lado quando aconteceu. Como ele não tinha nenhuma doença, a esposa achou que fosse uma brincadeira. Já a minha neta, cuja amiga perdeu o pai que sofreu um ataque cardíaco, ligou para a tia — a minha filha mais velha —, que é médica, e foi aconselhada a levar o pai para o hospital o quanto antes. Por sorte, o meu caçula estava em casa — no andar de baixo — e os levou em vez de esperarem por uma ambulância.

O destino conspirou a favor deles, e todos os funcionários da emergência estavam lá naquele dia, porque haveria

Se for para viver até os 100 anos

uma avaliação de equipe. O meu filho recebeu os cuidados necessários assim que chegou e foi logo levado para a mesa de cirurgia.

Ele tinha sofrido um infarto do miocárdio. Ao chegar no hospital, metade dos músculos no coração dele havia morrido. Se ele tivesse demorado apenas mais alguns minutos, poderia ter sofrido danos neurológicos irreversíveis ou até falecido. Por morarmos no mesmo lugar, toda a família conseguiu se unir e lidar com a crise de forma rápida e sábia. Não sei o que teria acontecido se não fosse pela sagacidade da minha neta, o conselho da minha filha e a carona do meu caçula até a emergência do hospital. E se algum desses ingredientes tivesse faltado? A "inteligência coletiva" da família salvou uma vida. Naquele momento, senti no fundo da minha alma que morarmos juntos tinha sido a decisão correta.

Enquanto ele e a esposa estavam no hospital, o restante da família cuidou da filha deles e também da casa. Graças à ajuda e ao apoio no momento em que mais precisava, a minha neta lidou bem com a situação. Ela fala disso até hoje. "A melhor coisa que o senhor já fez? Com certeza foi ter juntado todos nós aqui", disse ela. Eu concordo.

Já faz mais de duas décadas que vivemos juntos, passando por vários desafios, individuais e familiares, grandes e pequenos, ao longo do caminho. Sempre contamos uns com os outros em momentos de necessidade. Compartilhar riscos e lidar com as crises de forma sábia — esse é o verdadeiro presente de ter uma grande família intergeracional. Pode

Não há momento melhor para se aproximar da família

parecer que a sociedade está progredindo rumo à diminuição de riscos, mas será mesmo verdade? A expectativa de vida pode ser maior agora, com os avanços da medicina, mas isso também significa que passaremos ano após ano lidando com várias doenças conforme envelhecemos. A sociedade moderna defende o avanço das mulheres na carreira, mas não considera nem se questiona como famílias compostas por pessoas que trabalham o dia inteiro encontram tempo e recursos para criar os filhos. Temos também a questão de um diploma universitário não ser mais sinônimo de arranjar bons empregos. Tal progresso gerou problemas inesperados e complicados, e a cultura individualista em que vivemos também faz com que lidemos com eles por conta própria. Será que essas questões podem mesmo ser solucionadas sem ajuda?

Por trás da decisão de ter 13 pessoas morando no mesmo lugar estava a realidade urgente e realista de resolver problemas difíceis como esses com a ajuda uns dos outros. Precisávamos compartilhar o fardo dos riscos e ter uma rede de apoio social. Os nossos filhos não precisavam se deslocar para cuidar de mim e da minha esposa, e passaram a ter os fins de semana livres depois que começamos a viver juntos. Quando nos tornamos vizinhos e passamos a poder visitar uns aos outros com mais facilidade, não era mais necessário grandes esforços para marcar encontros regulares. Todos podíamos relaxar nos fins de semana, o que também nos ajudou a ter uma relação tranquila. Os adultos recebiam a ajuda de que tanto precisavam na criação dos filhos. A minha

Se for para viver até os 100 anos

esposa assumiu a tarefa de levar os netos para a escola. E, com oito responsáveis na casa, sempre havia pelo menos uma pessoa para cuidar das crianças se fosse necessário. Isso permitiu que os pais relaxassem e focassem nas próprias carreiras. As crianças puderam conviver bastante com os parentes mais velhos. Havia um astrônomo, uma médica, um arteterapeuta e um diretor de filmes experimentais, ou seja, adultos trabalhando em áreas diferentes. Isso ofereceu experiências estimulantes para as crianças e as ajudou a expandir seus horizontes. Hoje, a maioria das pessoas tem dois filhos no máximo, então a convivência com os primos fez com que a terceira geração da família tivesse mais chance de socializar e aprender a se dar bem com terceiros.

Viver tão perto de familiares nem sempre é fácil, é claro. Um atalho para a coexistência pacífica entre pais idosos e filhos adultos está em permitir que cada um cuide de si mesmo sempre que possível. Acredito que toda família desabroche no solo fertilizado pela quantidade certa de indiferença benigna. E se a sua encontrar um obstáculo que precisa de ajuda para ser superado? Esse é o momento para você intervir. Há um movimento crescente para criar comunidades em cidades pequenas, como era antigamente, quando todo um vilarejo coreano se ajudava e cultivava uma cultura de criação comunitária das crianças. Eu incentivaria todos a experimentarem essa ideia com a própria família, se possível.

Não sinta que nunca pode pedir ajuda a familiares só porque acha que é assim que deveria ser. Lembre-se: nes-

. 148 .

Não há momento melhor para se aproximar da família

ta sociedade imprevisível, seus parentes são uma rede de apoio confiável. É com essas pessoas que você pode contar, sempre. Pense no conhecimento e no trabalho comunitário da sua família como um bem valioso. Depois que fizer isso, você vai conseguir lidar melhor com os desafios da vida. Se sua família se tornar mais próxima no processo, será uma vantagem ainda maior.

3.

O FUTURO COMEÇA COM A PRÓXIMA GERAÇÃO

UM TEMPO ATRÁS UM conhecido mencionou, com o máximo de cuidado possível: "O seu filho mais velho disse que não vai seguir o *jesa* depois que você morrer, sabia?"

Ele devia ter visto e ficado preocupado com a publicação no Facebook do meu filho declarando aquilo. Me aconselhou a tentar manter proximidade com os meus descendentes na velhice, além de dizer que eu precisava colocar o mais velho no seu devido lugar. Eu apenas ri, brincando que a minha alma passaria fome! Bem, eu sempre soube que essa tradição coreana não agradava ao meu filho. Ao honrar o *jesa*, famílias preparam banquetes nos aniversários das mortes dos seus ancestrais, seguindo o agora obsoleto calendário lunar. A tradição exige que cada banquete tenha pelo menos dez pratos, preparados pelas mulheres da família enquanto todo mundo se reúne na casa do filho mais velho. No caso do meu filho, ele não suporta formalidades, então não é surpresa que mal possa esperar para se livrar desse ritual.

Resumindo, querido leitor, não fiquei chateado. O histórico da minha família mostra que, de geração em geração,

O futuro começa com a próxima geração

foram feitas adaptações ousadas, além de pensamentos progressistas quando se trata do *jesa*. O *sunsan* (선산: uma montanha passada por gerações de famílias coreanas para o enterro de todos os parentes) da minha família costumava ter seis locais de enterros diferentes, administrados por um guarda florestal. No entanto, no meio da Guerra da Coreia, o local se tornou uma favela de refugiados das províncias do Norte. Não demorou muito para a escola que ficava por perto se tornar um hospital temporário para acomodar soldados feridos, sendo obrigada a usar partes do nosso *sunsan* como espaço para aulas de educação física. Nessa época, podíamos até nos deparar com a cena inusitada de um professor lecionando para os alunos sentado no topo de um túmulo.

Ficou bastante óbvio que estava na hora de transferir as sepulturas para outro local, mas o meu pai e os nove irmãos dele não conseguiam chegar a um consenso sobre como fazer isso. A minha mãe, vendo o impasse, sugeriu que todo mundo fosse cremado, com as cinzas sendo espalhadas pelo rio Nakdong. A audácia dessa sugestão era escandalosa para aquele tempo. Não deve ter sido fácil dar essa ideia, ainda mais com seis noras e dois cunhados, os quais, por serem mais velhos, tinham maior autoridade nas regras tradicionais. A minha mãe conseguiu convencer a todos, argumentando que o filho mais velho (meu pai) estava doente e mencionando a óbvia dificuldade de administrar o cemitério. No fim, ela se encarregou do *pamyo* (파묘: a exumação dos corpos) e do processo de cremação, com auxílio de apenas um ajudante. Isso indicava que a sugestão, apesar

Se for para viver até os 100 anos

de aceita, não foi adotada com entusiasmo suficiente para mobilizar os parentes. Ela, no entanto, escolheu o pragmatismo e a inovação em vez de tradições que todos tinham dificuldade para seguir.

Quando eu tinha 16 anos, o meu pai faleceu e eu me tornei o chefe da família com base nas leis coreanas da época. As primeiras decisões que tomei foram mudar todas as datas do *jesa* para o calendário solar e anunciar que não seguiríamos mais a tradição para todos os ancestrais, focando nas duas gerações anteriores, ou seja, a de nossos pais e avós. As minhas tias não acreditaram em mim e insistiram em aparecer algumas vezes com comidas e adornos nas datas antigas. Elas sempre me pegavam desprevenido, pois eu tinha parado de seguir o antigo calendário, o qual não era mais usado desde o meu nascimento. Mesmo assim, permaneci firme e tentava convencê-las, explicando que eu não conseguiria acompanhar as datas lunares depois que todos os parentes tivessem partido. Por fim, um a um, meus familiares cederam. Honramos a tradição coreana de acordo com o calendário solar desde então — ainda bem.

Quando todos os meus parentes mais velhos faleceram, senti que estava na hora de mais uma mudança. Isso aconteceu por volta de 2002, na época em que a minha esposa e todos os meus filhos decidimos morar no mesmo terreno. Tivemos um debate e tanto sobre o *jesa*. Decidi que só celebraria as datas dos meus pais, homenageando gerações mais antigas durante dois grandes feriados — o Ano-Novo e o Dia de Ação de Graças coreanos —, em vez

O futuro começa com a próxima geração

de nos dias tradicionais do *jesa*. Também sugeri que, se não nos apegássemos a cumprir palavra por palavra da tradição, deveríamos repensar o formato geral para adaptá-lo melhor à nossa realidade. Toda a família se sentou à mesa e teve uma conversa acalorada sobre o assunto. Como resultado, chegamos à conclusão de seguir dois princípios: o nosso *jesa* sempre será uma refeição comunitária, com cada um levando um prato; e todos os familiares podem honrar a tradição de acordo com suas respectivas crenças religiosas. Nos últimos 14 anos, seguimos essa velha tradição coreana sem os conflitos costumeiros que ainda abalam muitas famílias, como sobre quanta comida deve ser preparada, quando comemorar e quantas gerações e ocasiões por ano.

Eu sou médico, ou seja, acredito na ciência. Devo confessar que não tenho qualquer fé na existência não comprovada da vida após a morte nem de que os espíritos famintos dos meus ancestrais pairam sobre mim na data de seus óbitos, esperando um banquete. Então, para mim, o *jesa* significa um momento em que nós — os vivos — podemos honrar os nossos mortos e aprender a aceitar sua ausência. Sendo assim, deveria ser uma ocasião significativa e memorável para quem fica. Se ficarmos brigando sobre os detalhes do ritual todo ano e nos distanciarmos, perdoe-me por dizer isso, mas considero que a tradição perdeu o sentido e poderia muito bem ser deixada para trás. Por que não adaptar um ritual para os mortos à realidade dos vivos? Com base nessas crenças, continuei tentando encontrar a melhor forma de honrar a tradição.

Se for para viver até os 100 anos

O meu filho foi além e proclamou que não vai mais cumpri-la. Isso significa que, como o mais velho e líder da família após a minha morte, ele tomará a decisão de acabar com uma tradição que exige tanto sacrifício e trabalho de todos os envolvidos. Assim como a decisão de cremar os nossos ancestrais e de simplificar o *jesa*, essa é uma proclamação de respeito pela próxima geração, mais jovem, da família e o reconhecimento da modernidade. Algumas pessoas podem ficar indignadas com isso, é claro, e reclamar que estamos estragando algo que vem da cultura coreana antiga, mas eu gosto de mudanças! Caro leitor, o meu tempo passou, e aceito de bom grado que a geração seguinte se encarregue de tudo a partir de agora.

A verdade é que, após a minha morte, essa tradição e tudo o mais são questões para a próxima geração. O fato de eles assumirem o comando e decidirem mudanças só tira um pouco do peso das minhas costas. Chegou a hora de deixá-los decidir — assim posso passar o restante dos meus dias pensando em mim mesmo e no meu bem-estar. Que libertador!

Querido leitor, não leve para o lado pessoal quando chegar o momento de passar o bastão para os seus filhos. O problema maior é quando eles se recusam a assumir a responsabilidade e não se interessam a não ser que você intervenha. Isso te faz perder um tempo precioso da velhice se preocupando e resolvendo assuntos familiares, tanto bobos quanto importantes. Que perda de tempo! Nesse círculo vicioso, pais idosos se tornam autoritários, e filhos adultos

O futuro começa com a próxima geração

perdem a confiança na dinâmica familiar. Já é difícil cultivar e manter laços fortes com os filhos na terceira idade e permanecer desse jeito só tornará a situação pior.

Como pai, entendo que filhos podem não suprir as expectativas. Se você teve grandes conquistas na vida, pode acabar caindo na armadilha de duvidar deles e subestimá-los a cada passo. É preciso aprender a respeitá-los do jeito que são após chegarem à vida adulta. Mesmo que, aos seus olhos, cometam erros, deixe que aprendam as lições sozinhos. Você fez um ótimo trabalho ao criá-los: deu-lhes comida, roupas e educação, não foi? Agora, está na hora de se afastar e aceitar que seu papel na criação deles acabou. Em vez disso, aprenda a se tornar um grande incentivador e defensor, não importa qual caminho escolherem na vida. Lembre-se de que filhos não conseguem crescer bem à sombra dos pais.

O maior objetivo de todo pai é a independência verdadeira dos filhos, só que ninguém se torna independente na primeira tentativa. Assim como crianças pequenas precisam cair milhares de vezes antes de aprenderem a ficar de pé e começarem a andar, os filhos se tornam independentes aos poucos, com erros e acertos. É preciso cair várias e várias vezes antes de conseguirmos ficar de pé, antes de aprendermos a andar. Eles não vão se tornar independentes de repente — eles vão aprender ao cair, levantar e continuar tentando. Permita que fiquem de pé sozinhos, para começarem a tomar as próprias decisões. Não importa a idade, o futuro sempre começa quando a nova geração, de forma necessária e inevitável, substitui a mais velha.

4.

VOCÊ É UM VERDADEIRO MILAGRE

Em 2011, FUI COM a minha esposa a um retiro de casais de dois dias na ilha de Jeju com antigos amigos da faculdade de medicina e seus cônjuges para comemorar o 50º aniversário de formatura. O último dia da viagem era um domingo, então os participantes religiosos foram à igreja e voltaram para o hotel bravos.

O padre havia perguntado a eles, um grupo de fiéis desconhecidos, por que estavam na ilha, se era devido a uma ocasião especial. Eles responderam que era uma viagem para comemorar os 50 anos de formatura na faculdade.

— Ah, que vida longa! — exclamou o padre.

Os meus amigos ficaram indignados e voltaram para o hotel cuspindo fogo. Eles criticavam o padre com comentários ranzinzas do tipo "Como ele ousa nos tratar como velhos" e "Ele praticamente perguntou por que ainda não morremos".

Na minha opinião, o que ele falou não foi nada de mais. É mais provável que os meus amigos, com dificuldade para aceitar o próprio envelhecimento, interpretaram o comentário da pior maneira possível. Tentei acalmá-los.

— Talvez o padre só quisesse lhes dar parabéns por resistir a tantas dificuldades... Não levem para o lado pessoal.

Você é um verdadeiro milagre

Para ser sincero, a maioria das pessoas da minha geração, e me incluo nisso, conseguiu sobreviver aos trancos e barrancos. A vida estava sempre sob a constante ameaça da fome, de doenças e guerra. Aos 6 anos, tive febre tifoide. Não havia tratamento na época, e só puderam rezar pela minha recuperação. Por sorte, sobrevivi. Perto do fim do governo colonial japonês, fui liberado — por ter 9 anos — das convocações do Japão para a Força Aérea Júnior, porque tinha um ano a menos do que o exigido. Vários amigos meus, com 10, 11, 12 anos, foram alistados como aprendizes de *kamikaze* (o esquadrão suicida). Quando eu tinha 14, íamos perder o front no rio Nakdong durante a Guerra da Coreia, e o exército coreano fazia buscas noturnas para encontrar mais soldados. Não fui convocado porque não tinha idade suficiente — mais uma vez, por um ano — e acabei trabalhando com um artista, ajudando na produção de pôsteres da propaganda de guerra. Mais tarde, me meti na tumultuosa história coreana na época da Revolução de Abril e do Massacre de Gwangju. Sobrevivi a isso tudo até agora — se não foi por intervenção divina, não sei por que mais seria.

Um primo meu foi acusado de ser simpatizante do comunismo e assassinado no massacre que aconteceu no vale do Geochang, em Daegu. O filho caçula dele morreu na Guerra da Coreia. O meu tio mais novo também morreu no combate, e outro tio foi sequestrado pelo exército do Norte. Se você perguntar a coreanos da minha idade, todos têm histórias sofridas semelhantes. Mortes e grandes perdas sempre pairavam perto de nós, então a vida em si parecia

Se for para viver até os 100 anos

um milagre. Costumo dizer: "Você pode achar que qualquer um completa 80 anos, mas nem todo mundo consegue."

Sempre que converso sobre a enormidade do universo com o meu filho astrônomo, fico sem palavras. Este planeta que chamamos de lar existe por puro acaso, neste infinito universo que se estende além de qualquer coisa que possamos imaginar; toda a raça humana existe há apenas uma migalha de tempo da história completa da Terra — 4,6 bilhões de anos. Eu, Rhee Kun Hoo, sou um grão minúsculo de poeira e vou flutuar por um instante e desaparecer no plano geral. Você não diria que a existência de cada um de nós é, por si só, um milagre?

Na minha juventude, eu era cheio de confiança e determinação, convicto de que dependia de mim mesmo para ser bem-sucedido. Nem sempre a minha dedicação era recompensada, mas me responsabilizava por sucessos e fracassos. No geral, esta vida tão cheia de fé foi alegre e recompensadora. Entretanto, em retrospecto, vejo que houve coincidências e muitos encontros providenciais ao meu favor, então continuo aqui, respirando.

Não desmereça as coisas que você tem nesta vida. Viver com relativa saúde não é um privilégio de todos, nem é apenas uma recompensa pelos nossos esforços. Neste mundo interdependente e pequeno, ninguém faz nada sozinho. Sempre influenciamos uns aos outros. Quando entendemos o nosso papel no plano geral, é impossível não nos sentirmos humildes e agradecidos. E alguém que viveu o suficiente para aprender tanto pode ser uma ótima influência para os outros.

5.

TODOS OS DIAS PODEM SER UMA FESTA

EM 2014, COMPLETEI 80 anos na idade coreana. Até 2023, os coreanos tinham um jeito diferente de calcular a idade. Considerava-se que todos tinham um ano ao nascer, e todos faziam mais um ao mesmo tempo, na virada do ano, independentemente de aniversários individuais. Oitenta anos, na minha opinião, é a marca da velhice, e não fui exceção. Pálpebras sonolentas, cabelo branco, audição e visão ruins, passos lentos e ombros curvados — tudo indiscutivelmente velho. Pensei: "Ninguém hesitaria em me chamar de avô."

Um dia, enquanto eu subia um viaduto a caminho do trabalho, um homem de meia-idade passou por mim e me cumprimentou. "Você está ótimo, vovô."

Respondi com um sorriso silencioso. Aquele homem passava por qual fase? Talvez a de grandes responsabilidades e deveres, que podiam ser avassaladores e recompensadores ao mesmo tempo. Como o começo do outono, quando frutas amadurecem após o sol escaldante e a temporada de chuvas ter passado.

Se for para viver até os 100 anos

Eu já passei do verão quente e do outono frutífero, e cheguei ao inverno da serenidade. Com todas as conquistas no passado, sem a raiva e o ressentimento como pedras no meu sapato, finalmente estou livre e em paz com o mundo. Acho os meus 80 anos o auge da velhice.

Como eu poderia compartilhar toda a alegria que encontrei nessa fase mais recente da minha vida? A chegada do meu aniversário me encheu de ideias. Eu queria organizar um evento memorável para comemorar e compartilhar momentos felizes com as pessoas que amo.

"Neste ano, todo dia será meu aniversário", anunciei para a minha família quando me perguntaram como eu queria comemorar.

Decidi que 80 anos é tempo demais para ser celebrado em apenas um dia. E se eu reunisse todos os parentes e amigos num restaurante caro, mas não conseguisse conversar de verdade com nenhum deles? De que isso adiantaria? Então, escolhi dedicar um ano inteiro para encontrar os entes queridos em pessoa, um por um, e agradecer a todos, saboreando uma refeição deliciosa e refletindo sobre a vida.

Entretanto, marcar encontros com as pessoas do nada para comemorar o meu aniversário colocaria pressão demais sobre elas. Então, marquei compromissos sem mencionar o motivo. Só depois de nos divertirmos juntos, quando estávamos prestes a nos despedir, eu revelava a razão do encontro.

No geral, me deparei com duas reações diferentes. A primeira era uma resposta pesarosa, com a pessoa dizendo que teria me levado para fazer uma refeição melhor se sou-

Todos os dias podem ser uma festa

besse antes — veja bem, todas as refeições eram mais do que boas para comemorar um aniversário. A segunda era uma animação com a ideia de comemorar durante o ano todo. Fazer 80 anos faz a família planejar algo grandioso e gastar muito dinheiro, e no dia em questão nos sentimos atordoados demais para aproveitar. Os amigos que encontrei disseram que precisariam repensar os próprios planos para suas futuras comemorações.

Quantas vezes na vida você se torna o astro da festa, de uma grande comemoração? No seu primeiro aniversário, no casamento, nas festas para idades redondas, como 60, 70, 80 anos... No total, não são nem dez vezes numa vida toda. Essas ocasiões são oportunidades raras de reunir entes queridos num único lugar para comemorar a sua existência, mas, distraídos demais com nosso próprio comportamento e detalhes do evento, é comum deixarmos de lado o prazer de comemorar e sermos comemorados. Tudo pode parecer incrível de longe, só que um olhar mais atento revela que um dia assim pode ser puro caos. Quem aproveitaria essa festa, além do dono do salão onde ela acontece?

Você se lembra da pergunta que mais recebo dos leitores ("Como o senhor consegue se divertir tanto?") e da minha resposta ("Quando foi que eu disse que *me divirto*? Eu disse que *quero* me divertir")? A vida é feita, em grande parte, de dias comuns, não de prazeres memoráveis ou tristezas extremas. Se você continuar a procurar defeito nos dias comuns, vai se sentir descontente e entediado na maior parte do tempo. Porém, se buscar alegria e diversão nos

Se for para viver até os 100 anos

momentos mundanos, a vida vai ser muito legal. Esse é o meu segredo para ser feliz — buscar alegria e diversão na minha rotina. Um dia comemorativo é uma das melhores oportunidades para se divertir, afinal, as pessoas já estão dispostas a comemorar, então por que não aproveitar a oportunidade e comemorar da maneira que você preferir? Isso não seria incrível?

Na ilha de Jeju, visitei uma exposição de um artista, também membro da Family Academia Foundation, cujo foco são obras no estilo do Leste Asiático. Era a comemoração dos 60 anos dele. Ao ver a exibição, notei o retrato de alguém familiar e percebi que era uma pintura do meu rosto sorridente. O artista percebeu a minha surpresa e me explicou, também sorrindo: "Retratei o rosto das sessenta pessoas que marcaram a minha vida nos últimos sessenta anos. Pintar esse quadro me deixou tão feliz. Usei como base uma foto tirada no dia em que fizemos trabalho voluntário no orfanato."

Suas palavras e o quadro foram um presente tão carinhoso — e eu achando que estava lá para comemorar a vida dele! A generosidade de transformar o próprio aniversário numa oportunidade de agradecer aos outros era um reflexo da personalidade do meu amigo — sempre gentil e atencioso, levando alegria para todos ao seu redor.

Só porque nada de especial parece acontecer com você não quer dizer que deva passar a vida entediado e desinteressado. É possível encontrar diversão em qualquer lugar. A passividade com que encaramos o mundo é o motivo de

Todos os dias podem ser uma festa

ficarmos insatisfeitos. Seja proativo ao buscar pela diversão — essa é a única forma de encontrá-la.

O meu aniversário coreano de 80 anos aconteceu no dia 30 de dezembro de 2014. Nessa data, comemorei com as 13 pessoas da minha família numa festinha privada. Os meus filhos foram a uma peixaria ao nascer do sol e comemos um pequeno banquete de sashimi — que eu adoro — da melhor qualidade e ensopado de peixe feito da carcaça e dos restos. Depois, seguimos a tradição coreana de presentear o aniversariante com dinheiro. Aproveitamos um breve momento para compartilhar algumas memórias desses oitenta anos de vida. Foi perfeito em todos os sentidos, tão gratificante e casual. Nenhum evento chique chegaria perto.

6.

A LIBERDADE PARA DESCOBRIR OS PRÓPRIOS VALORES

HOJE EM DIA, QUANDO assisto à televisão ou acesso a internet, me deparo com siglas e gírias que não entendo. Tenho certeza de que, para a geração mais nova, é fácil, só que nós, idosos, ficamos intimidados com isso. É impossível optar por não aprendê-las, porque são tantas e usadas com muita naturalidade. As gírias se tornaram essenciais para as conversas. Às vezes, me sinto como um personagem de anime confuso, piscando a cada palavra.

No começo, eu precisava perguntar aos meus netos até sobre as mais simples, como ㅋㅋ [haha] ou ㅎㅎ [rs], mas, caramba, como as coisas evoluíram nas últimas décadas! Hoje em dia, o nível é bem mais avançado. Comecei a estudar para dominar as palavras e siglas inventadas, pedindo ajuda quando necessário e fazendo pesquisas por conta própria. *Gapbunssa* [갑분싸] significa que a situação ficou desconfortável de repente. Chamam os homens que desistiram de começar uma família ou de cuidar da que já têm de *gaponam* [가포남], e as mulheres que tomam a mesma

A liberdade para descobrir os próprios valores

decisão de *gaponyeo* [가포녀]. Esses termos mostram bem como funciona a sociedade coreana, na qual não é possível sobreviver em ambientes corporativos se não desistir da família. Pessoas bem-educadas são chamadas de *gaetop* [개탑], e as malcriadas, de *gaetopbul* [개탑불]. Anotei todas as gírias em oito páginas de papel A4.

Sim, deu trabalho, e me senti incomodado algumas vezes, mas ler e escrever essas palavras foi bem divertido. Uma das minhas favoritas, que logo me chamou atenção, foi *sohwakhaeng* [소확행], traduzida como uma "felicidade pequena, mas certeira" — os *millennials* e a geração Z coreanos gostam dessa ideia, em vez de sacrificar o presente em busca de uma felicidade distante e incerta. Essa palavra é um reflexo triste da Coreia do Sul no século XXI: o que antes víamos como garantido (empregos estáveis, casamento, início de família e a compra da casa própria) se tornou uma promessa vazia.

Sabe o que aprendi com tudo isso? Aprendi sobre como as gerações mais jovens devem se sentir traídas pelo mundo. No entanto, me orgulho delas por chamarem atenção do que nós — as gerações mais velhas — não tivemos coragem de encarar. Nós vendemos o nosso presente em prol de uma felicidade futura, dizendo para si mesmos: depois que eu entrar na faculdade, depois que conseguir um emprego estável, depois que for promovido, depois que ganhar dinheiro suficiente... aprendemos que precisávamos estar prontos para ir em busca da felicidade. Já as gerações mais jovens querem aproveitar o momento e agarrar a felicidade enquanto ela estiver próxima. Como isso é inteligente!

Se for para viver até os 100 anos

Todos tivemos uma vida muito caótica, seguindo o foco da sociedade moderna e competitiva. A maioria de nós, creio eu, acreditava no caminho do sucesso certo, mas não tinha tempo para questionar se aquele era mesmo o *melhor* caminho. Apenas fomos em frente, guiados pelos nossos objetivos, até o dia em que nos víamos aposentados, com os filhos prestes a sair de casa e a vida balançando como um navio sem mastro. Balançando porque não tínhamos perdido o propósito — que era a única bússola que conhecíamos para orientar nossa vida.

Quando ficamos obcecados pela sensação de que o tempo está acabando, as coisas só pioram. Esse tipo de insegurança nos leva a projetos ambiciosos: queremos fazer absolutamente tudo, como se ainda fôssemos universitários estudando madrugada adentro para fazer uma prova. Imagine se entusiasmar demais e tentar fazer tudo ao mesmo tempo — se exercitar, viajar, ser voluntário, estudar —, seguindo a moda do momento. Já vi pessoas gastarem uma pequena fortuna numa câmera profissional só para aprenderem a tirar fotos. Há quem compre pacotes de viagem mais caros para ver o mundo. Outros se vangloriam sobre a habilidade de levantar peso. Seja lá qual for o caso, querido leitor, alguns de nós sentem uma saudade da vida competitiva, mesmo após a aposentadoria.

Outra vantagem surpreendente de envelhecer é que você não precisa mais de objetivos. De que adianta passar tanto tempo estudando? Você não vai conseguir cursar um douto-

A liberdade para descobrir os próprios valores

rado agora. Não pode mais participar dos Jogos Olímpicos, mesmo se passar o dia inteiro na academia. Pode viajar e se vangloriar, mas será difícil encontrar uma plateia disposta a ouvir. Então por que motivo nós, na velhice, estudaríamos, malharíamos e viajaríamos? Eu diria que por pura diversão. Não porque temos um objetivo ou queremos conquistar algo, e sim pelo simples prazer que sentimos durante o processo.

Do objetivo para o processo, da motivação exterior para a automotivação. Essa é a transformação pela qual você vai precisar passar na terceira idade, mais cedo ou mais tarde. A vida é mais longa do que você imagina e vai ficar cada vez mais com o tempo. Se atravessar o longo rio da velhice, precisará de algo melhor do que um bote feito das perspectivas alheias. Precisará da própria, firme e confiável perspectiva. Do que você gosta, o que lhe inspira, o que traz significado para a vida? Por que não descobrir logo isso?

Anos atrás, assisti a um documentário interessante, chamado *A Hundred Years Old: Shock* [100세 쇼크]. Nele, uma mulher de meia-idade foi entrevistada e disse que tinha começado a se questionar sobre o que gostava de fazer. "Adoro trabalho voluntário e com significado, mas, acima de tudo, quero me sentir cheia de vida." Com o tempo, ela decidiu ler sobre filosofia. A senhora estava radiante de felicidade quando disse que nunca tinha imaginado que estudar filosofia naquela idade podia ser tão divertido.

Conheço muitas pessoas que ficaram deprimidas ao perder seus objetivos de vista. Mas existe algo além de viver e ser

Se for para viver até os 100 anos

leal aos próprios valores? Todo propósito é substituível, com exceção de se encontrar e se tornar quem você realmente é. Chegou o momento de pensar sobre esta questão maior: o que você deseja de verdade? A resposta para essa pergunta é o segredo da sua felicidade.

7.

A ALEGRIA DE FAZER ALGO
SÓ POR FAZER

E M 1996, RECEBI UM prêmio bem estranho da Associação de Escritores Coreanos, chamado de "Prêmio Mais Literário". É uma homenagem para alguém que não é escritor de ficção, mas parece ser. De toda forma, fiquei animadíssimo. Era como se o meu longo amor não correspondido pela poesia finalmente tivesse sido reconhecido.

Há um bom motivo para descrever meu amor por poesia como *não correspondido*. Sou imbatível quando se trata de amá-la, mas não tenho talento algum para a arte da poesia em si. A Coreia se tornou um país independente quando eu tinha 9 anos — e foi quando comecei a aprender o idioma coreano. A minha professora ficou empolgadíssima e quis dar uma aula ao ar livre, num parque. Tínhamos duas horas para escrever o que quiséssemos. Na época, eu estava passando por uma fase difícil, quase tendo uma crise de identidade devido a todas as transformações sociais causadas pela independência. Além disso, vivia com a cabeça nas nuvens — até na aula de escrita. Sonhava acordado quando ouvi a professora anunciar: "Pessoal, hora de guardar as

Se for para viver até os 100 anos

coisas!" Duas horas tinham passado num piscar de olhos. Em pânico, escrevi no caderno: "Vim a este parque para uma aula de escrita."

Ridículo, eu sei, mas foi a primeira frase que escrevi em coreano. Acho que confirmei o fato de eu não ser um poeta.

Não mudou muito depois que me tornei adolescente. Perto do fim da Guerra da Coreia, ouvi a notícia de uma manifestação pró-democrática que ocorria em Budapeste, capital da Hungria. Fiquei tão comovido com esse grito por democracia num país comunista, sem mencionar um dos estados-satélites da União Soviética, que escrevi um poema e entreguei para a professora de literatura. Lembro que ele falava sobre a importância da liberdade. A professora, que por acaso era poeta, me chamou num canto mais tarde e falou: "Não entendi nada do que você quis dizer.

Claro, um bom poeta precisa ter sensibilidade (eu achava que tinha), mas também deve levar jeito com as palavras e a estrutura. O meu poema, contudo, ignorava essas coisas. Sendo assim, não consegui transmitir o meu sentimento, e o meu amor permaneceu não correspondido.

Na faculdade, até criei uma associação de universitários aspirantes a poetas e consegui que um professor nos desse aulas. Mas escrever versos continuou fora do meu alcance. Com muito pesar, desisti dessa ideia. Ainda assim, continuava lendo poesias.

Entretanto, aquela honraria — o Prêmio Mais Literário — reavivou meu amor pela arte. Recrutei um grupo de conhecidos que gostava de poesia tanto quanto eu, e come-

. 170 .

A alegria de fazer algo só por fazer

çamos o que chamamos de "Clube do Recital de Poesias dos Abomináveis Homens das Neves". Os participantes se encontravam na segunda quinta-feira de cada mês, à noite, e todos recitavam poemas — seus favoritos ou obras próprias —, para depois promovermos um debate. Uma vez por mês, íamos ao orfanato Gwangmyeong para passar um tempo com as crianças. O clube acabou de comemorar vinte anos de criação.

Alguns dos participantes são poetas publicados, mas a maioria é formada por trabalhadores normais — ou seja, pessoas com paixões não correspondidas pela poesia, como eu. Essa sensação de pertencimento deve ser o motivo para eu sempre ter me sentido em casa em todos os encontros. Escutar os outros participantes lendo os próprios poemas me traz tanta paz, e ler minhas poesias em voz alta me faz sentir que de fato me tornei um poeta. O Clube dos Abomináveis Homens das Neves sempre foi um espaço onde eu podia relaxar e cultivar minha minguante sensibilidade poética. E valorizo, mais do que palavras conseguiriam explicar, essa oportunidade mensal de me tornar poeta.

Num mundo de trabalhos, aquilo em que você é bom passa por cima do que quer fazer. Porque, para resumir a história, profissionais competem entre si. Gostar do que faz é um ponto extra, só que o mérito mais importante é a sua competência. É assim que funciona. No entanto, competição gera estresse. E com altas expectativas vem a pressão. Ao conseguirmos um emprego dos sonhos, nada muda, porque ele continuará sendo um emprego. Então precisamos de algo

Se for para viver até os 100 anos

que possa ser apreciado e aproveitado, sem competição nem necessidade constante de melhora. Algo que nos ajude a relaxar. É por isso que devemos ter passatempos e hobbies fora do trabalho.

Pare um instante e pense na sua vida. Você foi muito competitivo? Desde os anos na escola, quando competia para ser o melhor da turma e entrar numa boa faculdade, até todo o esforço para conseguir um bom emprego e crescer nele — tanta competição. Depois de passar a vida inteira competindo, é natural acreditar que precisamos ser bons em nossos hobbies. Entretanto, é impossível mandar bem em tudo. Só é necessário ser competente no trabalho. O restante deve apenas ser apreciado, e só quando você quiser. Sou péssimo em escrever poesias, mas me divirto fazendo isso há duas décadas e não há problema algum nisso. Experimente por conta própria o simples ato de fazer algo de que você gosta, sem precisar competir com ninguém, e veja como isso enriquece os seus dias.

Atualmente, tenho dois hobbies. Um deles é escutar palestras na Galdar, uma livraria especializada em textos científicos. Essa livraria independente foi fundada pelo meu filho mais velho — o astrônomo — e amigos dele, também amantes de ciências, e me tornei sócio. É um projeto incrível: um lugar para vender livros de ficção científica e oferecer palestras sobre inovações da ciência. Sempre que estou na plateia, fico atônito diante dos profundos mistérios do universo. Aprender algo novo me gera imenso prazer, apesar de algumas pessoas poderem se perguntar o que vou fazer

A alegria de fazer algo só por fazer

com todo esse conhecimento recém-adquirido com mais de 80 anos. E daí se eu não usá-lo? Agora que sou velho, estou livre para explorar tudo que me traz alegria, sem me preocupar com sua utilidade.

O outro é um clube de selos. Coleciono vários desde que comecei a viajar para o Nepal. Um dia, enquanto apreciava a coleção, me dei conta de que ela estava bem grande. O que fazer com tanta coisa? Depois de muito pesquisar na internet, encontrei uma comunidade virtual chamada "Associação dos Amantes de Selos". Assim que me tornei membro, comecei a organizar testes divertidos e dar selos nepaleses como prêmio para os vencedores. Depois de vários meses, me tornei o integrante mais popular do grupo. Apesar de ter começado como um leigo, aprendi muito sobre o assunto ao longo de dois anos participando da associação. Com essa experiência, organizei três livros sobre selos nepaleses, e um deles foi até premiado na Exibição Internacional Asiática de Selos de 2018, em Bangkok, na categoria de literatura filatélica (relacionada ao tema). Todo esse reconhecimento e as publicações graças a um hobby iniciado apenas para me divertir na velhice — que sorte inesperada!

Conforme envelhecemos, o nosso mundo profissional sem dúvida diminui de tamanho. Ao buscarmos propósitos apenas no trabalho, vamos passar por uma imensa crise de identidade após a aposentadoria, ou até nos sentirmos inútil. Lembre-se: se aposentar não é o fim do mundo. Para que a vida de aposentado se torne estável, procure e desenvolva hobbies versáteis. Quanto mais cedo começar, melhor. Mas

Se for para viver até os 100 anos

nunca é tarde para se interessar por algo, mesmo perto da aposentadoria. Comecei um com mais de 80 anos. Não há pressão nenhuma, contanto que goste do que está fazendo. Não ignore esse conselho. Quero que você sinta o prazer enriquecedor de fazer algo que ama só por fazer.

PARTE V

Como começar seu final feliz hoje

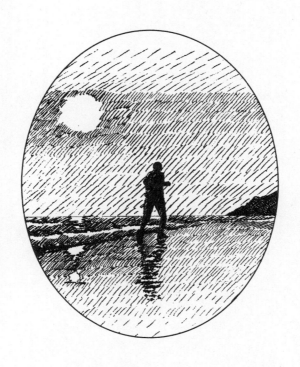

1.

FAÇA AS PAZES COM A CONVIDADA INEVITÁVEL

— Vovô, com a sua idade, no que você pensa? — perguntou um dos meus netos quando tinha uns vinte e poucos anos. — Sempre me pergunto isso. Sabe, ainda tenho muito chão pela frente até chegar onde o senhor está.

— Ah, você se pergunta essas coisas? A verdade é que estou sempre pensando na morte — respondi depois de refletir um pouco.

Ele ficou chocado. Sem dúvida, não esperava aquela resposta, considerando a energia e o otimismo que eu sempre demonstrava.

— O senhor tem medo da morte, vovô?

— Óbvio que tenho. Afinal, ninguém pode me contar como é. Não saber causa medo. Mas, com ou sem medo, não vou me tornar imortal. A vida de todo mundo chega ao fim. Então tento aproveitar ao máximo cada dia e não me esquecer de ser grato.

O meu neto inclinou a cabeça, pensativo. Talvez ele não tivesse entendido ainda, não completamente. Quando eu

Se for para viver até os 100 anos

era jovem, também não sentia a gélida inevitabilidade das questões de vida e morte, pelo menos não como sinto agora. Ah, querido leitor, se não passarmos por uma situação que vira a vida de cabeça para baixo, demoramos muitos anos para levar essas questões a sério.

Como já mencionei, o meu pai faleceu aos 49 anos. Eu estava no ensino médio na época. Após seu óbito, comecei a sentir um medo irracional, porém potente, da morte. Revirava o meu estômago. Eu temia não conseguir viver mais do que ele. Levei muito tempo para confrontar esse medo, porque tentava não pensar nele e vivia em negação. Quando visitei o Himalaia pela primeira vez, eu tinha 49 anos, a mesma idade que meu pai tinha quando morreu. Fui selecionado para me juntar à expedição como membro de uma organização acadêmica. Quando a viagem planejada acabou, decidi permanecer por mais seis meses e fazer trilhas por todo o Nepal. Durante esse tempo, também escalei uma montanha 5 mil metros acima do nível do mar com um xerpa, levando apenas uma barraca. Foi lá que confrontei o meu maior medo: a morte. Eu estava vulnerável, um frágil ser humano subindo o Himalaia. Um passo em falso ou uma mudança inesperada do clima poderiam acabar com tudo naquele lugar implacável. Após encarar esse medo, ele se tornou um eixo filosófico importante na minha vida.

Vamos voltar a um momento em que senti a morte batendo à porta. Era 2003, quando fui ao Nepal numa viagem de voluntariado médico, e parei de enxergar de um olho. Isso pode ter acontecido devido à drástica mudança de altitude

Faça as pazes com a convidada inevitável

e à variação de temperatura durante a trilha, ou por todo o estresse associado a cuidar do grupo de voluntários. O que aconteceu foi que os vasos sanguíneos no meu olho estouraram. Quando voltei para a Coreia do Sul, passei por uma cirurgia de emergência, mas não recuperei a visão naquele olho. Durante a operação, os médicos descobriram um estreitamento congênito dos vasos sanguíneos no meu coração. A situação era tão urgente que logo marcaram outra cirurgia. O procedimento envolveu a retirada de uma artéria do meu braço e a transferência dela para as veias do coração — um procedimento bastante complexo e desafiador. Minha chance de sobreviver era de 50%. Foi então que decidi: se eu sobrevivesse àquela cirurgia difícil, consideraria o restante da vida como um bônus. Eu não me permitiria ser assolado por arrependimentos ou ganância.

Por sorte, a cirurgia foi um sucesso e, quando acordei, fui tomado por uma alegria imensa diante de uma nova oportunidade de viver. Desde então, todos os dias, acordo e penso: "Que milagre ter ganhado mais um dia! Não morri durante a noite!" Aprendi a apreciar a vida em toda a sua normalidade gloriosa. Isso não quer dizer que não tenho mais medo da morte, e sim que não permito ser controlado por esse medo.

Doze anos depois, em 2015, novamente confrontei a possibilidade muito real de morte quando escorreguei ao sair de casa e bati a cabeça no chão. Caído no chão frio de concreto, levei uma das mãos trêmula à cabeça, que parecia coberta de sangue. O crânio estava afundado. Na ambu-

Se for para viver até os 100 anos

lância a caminho do hospital, pensei: "Meu Deus, é o fim." A palavra morte me veio à mente. Entretanto, por algum motivo, não perdi a compostura. Até pensei: "Que pena! Eu só precisava de mais um mês para terminar meu livro."

Que estranho! Depois de passar a vida inteira temendo a morte, eu encarava aquele momento final como se tivesse transcendido tudo. Para a minha surpresa, não sofri danos graves no cérebro, apenas feridas leves. Passar um tempo internado foi muito difícil e desconfortável, mas tive a sorte de sair vivo e bem do hospital. Simples assim, voltei à vida. Com essas duas experiências, considero que praticamente renasci, como se tivesse meros 9 anos agora.

Querido leitor, sempre senti a morte à espreita. Às vezes, queria sair correndo de medo. Mas nenhum de nós vai escapar desse destino nem se libertar de tal medo. Foi apenas após aceitar esse fato inegável que consegui mudar a relação que tinha com a vida. Hoje, todo dia é um presente surpreendente, e ainda fico chocado por ter conseguido sobreviver por pouco a essas duas ocasiões. Agora, perto do fim da minha existência, entendo: como a sombra da morte estava sempre se agigantando por perto, minha vida brilhou mais forte.

Talvez eu esteja parecendo um mestre taoísta, iluminado o suficiente para não temer mais a morte. Acho que não há um ser humano tão iluminado a esse ponto. Aprecio o papel dela em tornar esta vida tão querida em algo mais doce. A ideia de morrer continua apavorante e desconhecida, além de horrivelmente possível. Apenas me esforço para seguir com

Faça as pazes com a convidada inevitável

a minha existência sem ficar obcecado com isso, porque não tenho o poder de mudar esse destino humano. Toda manhã, logo após me sentir grato por ter ganhado mais um dia, o pensamento da morte surge. Eu o guardo comigo e penso: "Bem, vamos lá encarar outro dia! Vamos nos divertir!" Com essa mentalidade positiva, consigo deixar a morte de lado enquanto sigo minha rotina. Ainda bem.

Eu me lembro de, quando criança, ver alguns parentes mais velhos da parte da família da minha mãe deitarem em caixões feitos sob medida e mantidos num canto da tradicional sala de estar coreana. Era um ritual para aceitar a chegada da morte.

Não podemos sobreviver ao fim. Tudo que podemos fazer é nos esforçar para não sermos dominados pelo medo. A nossa única opção é nos educar para aceitarmos o destino com humildade. Se você continuar resistindo à ideia de morrer e se ressentir, sempre ficará frustrado ao se perceber impotente e magoará entes queridos. Na velhice, a época de quitar pendências e aproveitar em paz os nossos últimos dias, é possível que nos sintamos torturados por isso, o que pode nos levar a sentir raiva do mundo e dos outros. Não só isso causa um sofrimento inútil, como também deixa cicatrizes eternas em quem amamos, pessoas que precisam se despedir de nós, de um jeito ou de outro.

A morte é o nome da convidada mais importante que você receberá na vida. Querido leitor, todos nós devemos nos preparar para encontrá-la, pouco a pouco, dia após dia. Não existe maneira melhor de se despedir de entes queridos do

Se for para viver até os 100 anos

que aceitar que vamos todos morrer. Então eu me certifico de treinar para o inevitável momento em que essa convidada baterá à minha porta, de surpresa, apesar de ser esperada. Que esse dia venha em paz, e que a minha família tenha memórias carinhosas depois que eu me for.

2.

AGRADEÇA A SEU COMPANHEIRO DE VIDA

"NÃO QUERO" E "NÃO POSSO" significam rejeição, mas têm nuances diferentes. Dizemos "não posso" quando a rejeição é justificada por motivos explicáveis: "Não posso *porque*..." Assim, a pessoa rejeitada não leva a recusa para o lado pessoal, apesar de os motivos em si poderem ser bastante subjetivos. Já o "não quero" se baseia em sentimentos pessoais de resistência e, portanto, costuma soar bem mais egoísta. Você "não quer" fazer algo porque não está com vontade.

Todos desejamos sermos aceitos e amados pelos outros. Então, qualquer um sentiria o medo de ser "malquisto" ou "rejeitado". É por isso que a recusa é desafiadora para ambos os lados, tanto para a pessoa que rejeita quanto para a rejeitada. Também podemos magoar uns aos outros sem querer nesse processo.

Isso não quer dizer que você deva se tornar alguém que cede em tudo e nunca diz não para as pessoas. A incapacidade de negar, mesmo nos momentos mais necessários, causa uma série de problemas. Quero dizer que, para ter um

Se for para viver até os 100 anos

relacionamento saudável, precisamos aprender a comunicar recusas de forma adequada, aprimorando essa habilidade. Então sempre enfatizo a importância de trocar o "não" para "não posso porque...". "Não posso" implica a existência de um motivo, diminui a sensação de rejeição, amenizando-a para quem é rejeitado, dependendo do motivo, é claro.

Como diz o ditado coreano "Um monge não consegue raspar a própria cabeça" (중이 제 머리 못 깎는다), eu mesmo não sirvo como um bom exemplo do meu conselho. Um dia, me ocorreu que não sou muito diferente disso na hora de me expressar com a minha esposa, recorrendo quase sempre a "não quero", "não sei" ou "não". Só me dei conta disso depois de a minha filha chamar minha atenção para o fato.

— O senhor está tão falante hoje, que diferente!

Nós estávamos no carro, a caminho de um jantar chique que sairia por minha conta.

— Talvez seja porque sua mãe não veio, querida — comentou o meu genro.

Só então percebi que respondia à minha esposa de maneira limitada, com declarações negativas e sem muita explicação. Com pacientes e alunos, sempre enfatizei a importância de não recorrer a esse tipo de linguagem, ainda mais com o cônjuge, e nunca gostei desse tipo de retórica, mas vivia repetindo "não" para a própria esposa. Que tolo! Como me tornei essa pessoa?

Conforme envelhecemos, comecei a achar que ela insistia em mencionar assuntos que, ao meu ver, eram mesquinhos

Agradeça a seu companheiro de vida

e me tornei parcial à retórica do "não". Eu desmerecia as preocupações dela com a minha saúde e a ignorava. "Ah, essa conversa de novo", pensava. Não respondia nem interagia. Quando ficava magoado, eu ladrava como um adolescente rebelde: "Porque não estou com vontade."

Afinal de contas, não éramos tão diferentes dos vários casais que viviam brigando e faziam terapia comigo. Diziam "O meu cônjuge não vai mudar nunca. Temos a mesma briga desde que nos casamos" ou "O meu cônjuge é assim mesmo. Não consegue mudar. Idiota sou eu, em pensar que ainda tenho espaço nesse casamento!". Todos julgavam os companheiros, acreditavam conhecer o parceiro melhor do que ninguém, colocavam defeito em tudo que faziam e se recusavam a escutar quando a outra pessoa tentava conversar, presumindo de imediato que seria a mesma ladainha de sempre. Essas conclusões acabavam criando um abismo entre o casal, um espaço imenso que os separava e se tornava cada vez mais difícil de atravessar. Muitas vezes, observei casos em que pessoas com reputação maravilhosa fora de casa tinham brigas feias com seus pares, devido a conclusões precipitadas.

Essa é uma armadilha comum em relacionamentos mais antigos — achar que sabe tudo sobre o parceiro. Com o tempo, o mundo e as pessoas mudam, mas a percepção dos nossos cônjuges nem sempre acompanham esse ritmo. É natural nos tornarmos menos curiosos e mais indiferentes. Até as brigas começam a seguir um padrão. Quando essa

Se for para viver até os 100 anos

tensão acumulada chega ao limite, até cogitamos o divórcio. É uma pena quando duas pessoas que se amavam, vivendo juntas num mundo fantástico no começo do relacionamento, ficam exaustas e se voltam uma contra a outra.

Se você não aguenta mais brigar com o seu cônjuge, deveria se perguntar se está agindo como se soubesse tudo sobre ele. A percepção enviesada deve ter levado um bom tempo para se formar, então não mudará da noite para o dia. Para modificá-la, é preciso fazer um esforço consciente. Para isso, recomendo três passos.

A primeira coisa a fazer é escutar e esperar o cônjuge terminar as frases. Sempre que atendo um casal, passo o dever de casa de falarem um de cada vez. Enquanto um fala, o outro precisa ouvir. Caso contrário, vão acabar se interrompendo no meio de um raciocínio e se irritando com isso.

Um dos principais motivos para seguirmos um padrão de brigas é a reação emocional. Apesar de toda discussão ter um começo diferente, elas tendem a desencavar rancores antigos, fazendo com que um jogue a culpa no outro. Mesmo que o seu cônjuge pareça fazer críticas injustas durante as brigas, não deixe a raiva assumir o controle e escute. Administre suas emoções. O outro vai se tornar muito mais aberto à conversa depois de descontar as próprias frustrações. Só então a "briga" de verdade pode começar. Quando deixamos as emoções guiarem o caminho, discussões se tornam habituais, mas, se conseguirmos abordá-las com uma postura tranquila, poderemos encontrar uma saída até para as piores delas.

Agradeça a seu companheiro de vida

Além disso, tente não analisar demais a situação. Quando surgir um conflito ou uma questão, pode parecer necessário pesquisar a fundo a raiz do problema. Acredite, essa abordagem quase nunca oferece uma solução. A postura do "eu conheço você melhor do que todo mundo" costuma ser mais adotada por pessoas que gostam de analisar em excesso e criticar os outros, expondo defeitos e exigindo uma mudança, com pressa de jogar a culpa no outro, algo que não leva ninguém a lugar nenhum.

Porém, quanto você de fato entende a outra pessoa, independentemente do tempo que estão juntos? Há um ditado coreano que diz: "Você pode cavar até 10 metros de profundidade para encanar água, mas não dá para fazer o mesmo na mente de outra pessoa" (열 길 물속은 알아도 한 길 사람 속은 모른다). Todos somos tendenciosos e só conseguimos analisar o outro a partir da própria perspectiva. Você pode acreditar que conhece seu par, mas isso é, na verdade, sua interpretação ou projeção. Esse é o motivo de não tentar limitá-lo a rótulos ou moldá-lo ao seu gosto.

Mesmo que haja razão sob alguns aspectos, o que poderia ser feito? As pessoas não mudam com facilidade. Genética, relacionamentos familiares e circunstâncias sociais têm um peso muito grande sobre a personalidade de alguém, que se torna inseparável do caminho percorrido até o momento. Como você seria capaz de mudar a personalidade de alguém, formada ao longo de décadas, da noite para o dia? E que grande tragédia seria desperdiçar dez ou vinte anos tentando fazer isso, causando apenas ressentimento?

Se for para viver até os 100 anos

Você precisa aprender a aceitar o seu cônjuge do jeito que é, e não compreendê-lo profundamente. Pense um pouco — um dos motivos para vocês terem decidido se casar não foi pela certeza de ter alguém ao seu lado? Você não gostaria de ser aceito do jeito que é? Então, aceite seu par antes de reclamar que ele não muda. Permanecer preso à própria perspectiva enviesada, sempre criticando, só causará mais conflitos.

O terceiro conselho é: escolha uma retórica melhor. Desde que nos casamos, eu e a minha esposa estipulamos a regra de usarmos honoríficos quando estivéssemos prestes a brigar. Eles sempre foram uma forma muito eficiente de nos acalmarmos e darmos um passo atrás para analisar a situação. Além disso, não é fácil recorrer a palavrões quando a outra pessoa se dirige a você com respeito. No idioma coreano, honoríficos causam mudanças na conjugação dos verbos, gerando uma variação drástica no discurso e alterando o tom da conversa. Apesar de apresentarem estruturas diferentes, vários idiomas fazem uso deles — logo, é possível tratar a outra pessoa com o máximo de respeito, e sugiro usar essa forma educada de comunicação quando perceber que está prestes a começar uma briga. O método também ajuda a recuperar a autoestima, que talvez tenha sido abalada pelas discussões, e incentivar o respeito um pelo outro.

Quando percebi como estava tratando a minha esposa, apliquei esses três conselhos ao meu casamento. Primeiro, passei a escutá-la, não importava a situação. Depois, eu a aceitei do jeito como ela era. Então, em vez de usar um brus-

Agradeça a seu companheiro de vida

co "não", comecei a dizer "não posso porque...", articulando motivos em resposta às perguntas preocupadas que considerava "aborrecimentos". Depois dessas mudanças simples, ela me lançou um olhar rápido e passou a se controlar também — o que não aconteceria diante das minhas expressões de resistência foi solucionado pela minha linguagem respeitosa. Essa é a natureza complexa do casamento, querido leitor.

Penso em todos os anos ao lado da minha esposa. Uma jovem destemida, uma universitária inteligente, uma batalhadora, mãe de quatro filhos, uma socióloga respeitada e uma avó de cabelos brancos — todas essas histórias expressivas se unem no rosto dela. Se a vida de uma mulher pode ser tão versátil, como posso presumir que a conheço tão bem assim? Na velhice, o seu cônjuge é o seu melhor amigo. Antes de perder essa amizade insubstituível, pergunte a si mesmo se você não permitiu que percepções tendenciosas sabotassem essa relação.

3.

Aceite a alegria de saber menos

Alguns meses atrás, a cafeteria que eu frequentava havia três anos fechou. Era um lugar bonito, aconchegante, onde a dona trabalhava sozinha, sem outros funcionários. Como se para complementar o clima confortável, as estantes exibiam objetos de crochê e xícaras de café feitas pela própria dona, um sinal de bom gosto. Eu me sentia em casa assim que entrava lá. Era o meu lugar favorito para encontros casuais e, quando um evento na Family Academia Foundation terminava, eu me juntava aos participantes que iam tomar chá ou café no estabelecimento.

A dona abriu a cafeteria quando voltou para a Coreia, após anos vivendo no exterior, mas decidiu ir embora de novo e, por isso, fechou o estabelecimento para sempre. Ela disse que sentia muito em decepcionar clientes fiéis. E algo estava me incomodando. Mesmo frequentando o local por três anos, eu não sabia o nome do estabelecimento! Todos o chamavam de "a cafeteria branca na colina", então nunca tive muito interesse em descobrir.

— Desculpe, mas a senhora pode me contar um pouco sobre o nome da cafeteria? — perguntei, hesitante.

Aceite a alegria de saber menos

— O nome é Casa de Gina. Vem do espanhol, e Gina é como me chamam na Espanha.

Senti uma pontada de arrependimento por não ter me dado ao trabalho de perguntar antes. Após um breve silêncio, a dona também parecia curiosa.

— Por que o senhor sempre pede um cappuccino? — perguntou ela.

Tenho uma confissão a fazer: não entendo nada de café. Durante três décadas, do primeiro emprego à aposentadoria, só bebi café instantâneo. Aos poucos, porém, comecei a ver cafés de diferentes origens e marcas nas prateleiras, e cafeterias com cardápios oferecendo vinte variedades surgindo por todo canto — e fiquei meio atordoado. Longe de ser um grande conhecedor, optei pelo cappuccino por causa da canela salpicada no topo, e até hoje esse é o meu pedido habitual.

— Na escola, estudei com o filho de um botânico ocidental, que gostava de levar um punhado de canela todo dia e dividir com a turma — comecei a explicar. — Era a época do regime colonial japonês, vivíamos na pobreza. Então imagine como aquilo era incrível para nós. Era a única guloseima que tínhamos. E o gosto era inesquecível.

Tendo dito isso, pensei em como soava absurdo ter descoberto o nome da cafeteria apenas quando ela estava prestes a fechar, além de não saber mais sobre a bebida que eu sempre pedia. Determinado a mudar isso, voltei para casa e pesquisei as origens do cappuccino. A bebida, no fim das contas, foi criada pela Ordem dos Frades Menores Capu-

Se for para viver até os 100 anos

chinhos na Itália. Os frades usam um capuz, chamado de *capuccino* em italiano, acoplado à batina, e a bebida recebeu esse nome porque o topo marrom espumante dela era parecido com a peça.

Finalmente descobri o nome da cafeteria e a origem do cappuccino, mas o lugar deixaria de existir. Afinal, dizem que só reconhecemos o amor da juventude quando estamos idosos — que não sabemos o que temos até perdermos. Acho que algumas coisas na vida não se alinham como deveriam; às vezes, chegamos tarde demais.

A vida sempre foi assim, certo? O tipo de sabedoria que me seria útil em momentos de crise sempre foi adquirido num momento no futuro. Só consegui entender como criar filhos depois que os meus já tinham crescido. O cabelo da minha esposa estava branco como a neve quando enfim aprendi a expressar como eu me sentia grato por tê-la ao meu lado. Agora que tenho a mesma idade que a minha mãe tinha quando morreu, entendo as dificuldades físicas e emocionais que ela deve ter enfrentado na velhice. Sinto aquela declaração famosa: "Quem dera eu soubesse naquela época o que sei agora." Isso não teria aliviado o peso de arrependimentos e remorsos insuportáveis?

Há momentos em que também me pergunto: se eu pudesse voltar cinquenta anos no passado, seria capaz de tomar decisões melhores, de ter uma vida melhor? Após muito pensar, sempre decido que não. Mais conhecimento não significa uma vida melhor. Para ser justo, a ignorância muitas vezes me permitiu ser corajoso e, por não ter lugar no mundo,

Aceite a alegria de saber menos

a continuar lutando. Como não sabia dos sofrimentos que estavam por vir, pude mergulhar de cabeça nas aventuras da vida. Como desconhecia os fracassos que me esperavam, aceitei desafio atrás de desafio. Se soubesse como as coisas aconteceriam, teria sido tão imprudente, persistente e vivaz? Não passaria os dias resignado e deprimido, com medo de me arriscar?

O que torna o ser humano poderoso? Acho que é a esperança de o amanhã ser melhor do que hoje. Essa esperança nos mantém vivos. Ela vem de "não saber". Conhecemos o hoje, não o amanhã. Então tentamos orientar o futuro para uma direção melhor. Esse tipo de esperança nos faz combater o desespero e a raiva. Não subestime o poder da ignorância, caro leitor. Todos nós nos esforçamos tanto porque não sabemos o que o futuro nos reserva, então aqui estamos, vivendo o presente.

Na velhice, muitas pessoas tendem a ficar desanimadas e resignadas, como se enfim soubessem de tudo. Elas reclamam que não existem mais novidades e que o futuro não reserva mais surpresas. Não importa a nossa idade, toda fase da vida pela qual passamos é nova para nós. Posso estar prestes a completar 87 anos, mas nunca vivi a vida de um homem com essa idade. Isso significa que não sou diferente de alguém mais novo quando se trata da minha ignorância sobre o misterioso amanhã. Sendo assim, enquanto você estiver respirando, sugiro que permaneça curioso. Não tenha medo de experimentar o novo e encarar desafios, sejam eles grandes ou pequenos. Essa é a única forma de nós, seres

Se for para viver até os 100 anos

humanos, vivermos, levando em consideração toda a nossa ignorância sobre o futuro.

Mesmo assim, um dia talvez você se pegue tendo uma crise de arrependimento e repetindo o mantra "Quem dera eu soubesse naquela época...". Mas não se esqueça: você viveu a vida da melhor maneira que podia. E lembre-se, caro leitor, para o bem ou para o mal, mesmo se você soubesse naquela época, talvez isso não mudasse coisa alguma.

4.

O MUNDO É MINÚSCULO

Quantos conhecidos os 7 bilhões de pessoas — toda a população mundial — precisam ter para estarem socialmente conectados? Essa pergunta intrigante foi proposta por um psicólogo norte-americano, Stanley Milgram. Em 1967, ele testou quantas pessoas seriam necessárias para dois estranhos em regiões separadas serem conectados socialmente, que resultou no que chamamos de teoria dos seis graus de separação porque, no fim das contas, precisamos de seis conhecidos em média. Ou seja, isso significa, de forma exagerada, que o mundo inteiro é conectado, em certo sentido, quando todos têm pelo menos seis conhecidos.

Na era da internet rápida, essa teoria ainda permanece verdadeira. Em 2008, a Microsoft analisou conversas no Messenger e calculou a observação estatística de que cada usuário estava, em média, a apenas 6,6 conexões sociais de distância uns dos outros. Em 2016, estudos com o Facebook concluíram que tais conexões poderiam ser reduzidas até a três. De toda forma, é evidente que vivemos num mundo bem menor do que imaginávamos.

Se for para viver até os 100 anos

Tive muitas oportunidades de observar isso. Não tenho carro, então costumo pegar táxis e, por algum motivo, sempre acabo encontrando pessoas inesperadas quando faço isso. Uma vez, o motorista, que parecia regular idade comigo, me perguntou se por acaso eu era de Daegu. Ele deve ter notado resquícios do dialeto local. Respondi que sim, tinha nascido e crescido em Daegu.

— Por acaso o senhor conhece o Fulano? — perguntou ele.

É claro que eu conhecia. Fulano era um bandido notório na minha cidade natal quando eu era jovem. Ele era conhecido por sua agilidade e por ser muito obstinado — diziam que até os gângsters de uma cidade vizinha nunca conseguiam vencê-lo numa briga.

— Claro, toda Daegu o conhece. Eu mesmo já levei uma surra dele numa ruela.

No ensino médio, eu era alto para a minha idade, fazendo com que fosse um alvo fácil para os bandidos da vizinhança. Até aprendi caratê depois de levar muitas surras aleatórias.

— Ai, meu Deus, o senhor não tem ideia de quanto sinto muito. Eu sou o Fulano. Fui um tolo quando era jovem. Mudei de vida e tenho um trabalho honesto agora.

Que baita coincidência! Deixei uma risada escapar — achei que nunca mais fosse vê-lo, mas uma reviravolta do destino me colocou no carro daquele ex-bandido, que até já havia batido em mim! Quando chegou o fim da corrida, ele se recusou a aceitar o dinheiro, repetindo o pedido de desculpas. O homem se apressou em partir após dizer que

O mundo é minúsculo

ter me encontrado e se desculpado tirou um peso de suas costas. A agilidade para ir embora foi uma característica que ele não perdeu ao longo dos anos.

Tenho outra história sobre encontros inusitados em táxis. Uma vez, chamei um carro perto de Gwanghwamun para ir até Dongdaemun.

— Por acaso o senhor está indo para o hospital Ewha? — perguntou o jovem motorista.

Como ele poderia saber sobre o hospital? Fiquei sem entender até o rapaz explicar: eu havia cuidado dele quando servi como médico das Forças Armadas. Ele era apenas um soldado na época e voltou são e salvo para o pelotão dele. Durante a corrida, conversamos sobre os velhos tempos. Em Dongdaemun, onde eu saltaria, ele também se recusou a aceitar o pagamento. Enfiei nas mãos dele mais notas do que o total da corrida e fui embora antes que ele recusasse de novo.

Pense no seguinte por um instante: o que você acha que teria acontecido se eu não tivesse lhe dado a devida atenção na época em que servíamos? E se eu o tivesse prejudicado? Não acha que a história poderia ter um final diferente? Algo que causaria frio na espinha? Então era uma sorte eu não ter feito isso e o nosso reencontro surpreendente ter sido agradável para os dois. Mais uma vez, entendi a importância de tratar com respeito todos que passam pela minha vida.

Gapjil (갑질) é um termo polêmico na Coreia do Sul atualmente. Ele se refere aos atos abusivos de um superior, qualquer um numa posição de poder (*gap*, em coreano).

Se for para viver até os 100 anos

Casos extremos até envolvem atos de violência física ou verbal. Por que algumas pessoas maltratam e menosprezam as outras? Talvez porque as enxergam apenas como alguém que podem usar, objetos fáceis de descartar e substituir quando não cedem aos seus interesses.

Esse tipo de instrumentalização é disseminado na nossa sociedade. Não é algo que se limita ao *gapjil*. O escopo engloba avaliações ríspidas das gerações mais jovens, baseando-se apenas em seus currículos, demissões em massa sem aviso, assédio sexual e a grosseria de clientes com funcionários de *call centers*; tudo isso faz parte do desaparecimento gradual da humanidade. Esses problemas surgem quando alguém deixa de enxergar os outros como iguais, como seres humanos.

Mesmo que a sociedade tenha ignorado esses problemas até agora, chegou a hora de todos nós refletirmos sobre como recuperar a humanidade coletiva e nos tratarmos com bondade. Por que insistir em participar de uma competição infernal por cargos, sempre comparando o tamanho das nossas carteiras, quando a questão que realmente importa é tornar a sociedade um espaço agradável para todos? Tratar os outros com educação é o mínimo que podemos fazer.

Todos que me conhecem sabem que sou extremamente parcial à palavra coreana *inyeon* (인연). Ela significa as conexões que nos unem — o relacionamento humano. As relações humanas são como galhos entrelaçados. Por essa rede de emaranhados sociais, influenciamos uns aos outros. Nunca podemos saber como as consequências de nossos atos nos

O mundo é minúsculo

afetarão. Como eu poderia imaginar que um dia entraria num táxi conduzido pelo bandido que havia me agredido quatro décadas antes? Como ele poderia imaginar? Se você mantiver em mente a verdade simples do *inyeon*, da interconectividade de todas as relações humanas, não cogitará ser maldoso com ninguém que atravesse o seu caminho.

Um ditado coreano diz: "Até uma pedra chata que encontra o dedão do seu pé é uma obra do destino" (길에 돌도 연분이 있어야 찬 다). Se isso é uma conexão destinada a acontecer, o que pensar dos relacionamentos humanos? Seja gentil com as pessoas que surgirem na sua vida. Lembre--se: o mundo é um lugar minúsculo. Atos de bondade não passarão despercebidos.

5.

ESTAMOS TODOS JUNTOS NESSA

"QUANDO REFLITO SOBRE MINHA vida, percebo que conheci muitas pessoas boas", disse um professor mais velho durante uma palestra para os membros da Family Academia Foundation. Ele não quis dizer que foi seletivo sobre as pessoas que conheceu; apenas aconteceu de ele encontrar muita gente legal ao longo dos anos. Modesto, referia a si mesmo como um cara de sorte. Entretanto, eu sabia que essas conexões fortuitas tinham sido atraídas pela personalidade simpática e pelo sorriso carinhoso e generoso dele.

Ninguém está sozinho neste mundo. A tigela de arroz fumegante que você devora sem pensar passou por muitas mãos antes de chegar à sua. Pais, professores, amigos e inúmeras pessoas cruzaram o meu caminho e moldaram quem sou hoje. Quando reflito sobre como estamos interconectados, percebo que é inevitável sentir que tenho dívidas com todos. É por isso que enfatizo demais a importância de compartilhar aquilo que temos e de ajudar a comunidade.

Comecei a fazer trabalhos voluntários no Nepal em 1989, a princípio impulsionado pelo meu amor por montanhas. Eu

Estamos todos juntos nessa

sempre tinha sonhado com o Himalaia. Na minha primeira visita ao país, em 1982, fiquei fascinado com a natureza espiritual de sua cultura. Aprendi tanto no tempo que passei lá e não conseguia parar de pensar em como retribuir toda aquela generosidade. Por ser médico, comecei o Grupo de Voluntários Médicos do Ewha, como já mencionei, e passei 13 anos viajando para o Nepal a cada inverno para oferecer serviços médicos gratuitos para pacientes em regiões remotas, até me aposentar em 2011.

Outro pilar do meu trabalho voluntário foi apadrinhar o orfanato Gwangmyeong. Na verdade, a conexão inicial foi feita pela minha mãe, que era conhecida por ser caridosa. Ela cuidava dos órfãos confiados ao lugar por refugiados de Daegu durante a Guerra da Coreia. Por coincidência, mais tarde fui enviado para um local próximo ao servir nas Forças Armadas e, desde então, faço trabalhos voluntários para o orfanato.

Eu queria fazer tudo que estivesse ao meu alcance como médico para auxiliar aquelas crianças e ajudá-las a melhorar. Foi assim que surgiu a ideia de criar o Muha Cultural Sarangbang (무하문화사랑방),[4] com o objetivo de oferecer atividades artísticas e programas educacionais para elas.

Algumas pessoas me elogiam pelo meu comprometimento com voluntariados. No entanto, nada disso foi planejado. Apenas respondo que foi assim que as coisas aconteceram. Eu me apaixonei pelo Nepal, e a única contribuição significativa que poderia oferecer seria através do meu conhecimento e das minhas habilidades como médico.

Se for para viver até os 100 anos

Quanto aos órfãos da guerra, achei que a melhor maneira de ajudá-los seria por meio da arte. Como sempre fui um ávido admirador do mundo artístico, conhecia muitos poetas e artistas dispostos a colaborar. Ajudei a juntar todas essas peças. Fiz o que podia, uma vez atrás da outra, sem jamais ter a intenção de cumprir um plano grandioso nem de ter um comprometimento vitalício com trabalhos voluntários. Então, sempre fico emocionado com elogios ligados a isso.

De fato, acredito que todo mundo deveria aprender a dividir. Entretanto, não creio que precisamos ter muito para dividir as coisas. Você não precisa ter um espaço imenso na agenda para fazer trabalhos voluntários nem doar uma quantidade generosa de dinheiro. As colaborações não precisam ser tão difíceis. Talvez você fique esperando por estabilidade financeira ou por um salário maior para começar a fazer doações. Só que dinheiro não é a única coisa a oferecer. Se parar para pensar, conseguirá encontrar algo que possa compartilhar e outras formas de ajudar a comunidade.

Um dia, um motorista de táxi me perguntou quantos anos eu tinha. Eu estava bem-humorado, então preferi lhe dizer o ano em que nasci, 1935.

— O senhor não parece ter essa idade! — comentou ele, após fazer as contas em silêncio. — O senhor está ótimo!

Ri por dentro. Eu, ótimo — com todas as minhas condições de saúde? O motorista queria que eu me sentisse bem. Fiquei emocionado com o gesto bondoso.

— Obrigado por dizer isso — agradeci.

Estamos todos juntos nessa

Durante o trajeto, o motorista compartilhou histórias sobre seu falecido pai. Quando chegamos ao meu destino e lhe entreguei o meu cartão de crédito para fazer o pagamento, ele fez que não com a cabeça.

— Meu pai faleceu aos 81 anos. Eu queria ter sido mais gentil com ele enquanto podia. Então, a minha regra é que não cobro de passageiros com mais de 81 anos.

Que ato bonito — homenagear o pai sendo gentil com idosos. Ele tinha encontrado um jeito incrível de compartilhar o que podia.

Tenho mais uma história de táxi. Essa aconteceu na época em que eu lecionava um curso de pós-graduação na Universidade da Coreia. Dessa vez, entrei no carro perto do Ewha University Hospital. O motorista, que parecia muito jovem, perguntou o destino.

— Universidade da Coreia.

— Ah, o senhor vai para o campus? É só me dizer o prédio e o deixarei na porta.

Quanta gentileza! O motorista percorreu o campus com facilidade e parou no meu destino. Entreguei o dinheiro pela corrida, que ele se recusou a aceitar. No fim das contas, o motorista era aluno da universidade e disse que não poderia de forma alguma cobrar de um professor que lecionava ali. Ele trabalhava em meio expediente durante os intervalos para pagar a mensalidade. Mais uma vez, fiquei muito tocado com a generosidade de um rapaz que praticava a virtude da generosidade sendo um universitário trabalhador, então enfiei um valor maior do que o da corrida nas mãos dele e saí apressado.

. 203 .

Se for para viver até os 100 anos

Budistas sugerem a existência de sete presentes não materiais, chamados de *mujaechilshi* (무재칠시 / 無財七施). Eles incluem: um olhar carinhoso e reconfortante; um rosto que irradia um sorriso solidário; palavras educadas e bonitas; atos de gentileza; um coração gentil e compreensivo; a generosidade de oferecer o lugar para quem precisa; e a bondade de oferecer a alguém um lugar para dormir. Nós não somos sempre pegos de surpresa e nos comovemos com os menores atos de bondade? Ofereça aos outros aquilo que busca.

Não pense demais, e comece aos poucos. O trabalho voluntário é semelhante a qualquer outra atividade. A verdade é que ninguém precisa de uma grande fortuna nem de tempo de sobra para ajudar. Encontre algo que tenha e que possa ser compartilhado, porque sempre haverá algo a ser feito. O caminho para uma vida de generosidade significativa começa com o reconhecimento dos pequenos atos de bondade que você pode fazer agora mesmo.

6.

VIVA COM SIMPLICIDADE

SEREI SINCERO — FUI o único filho homem de uma família rica. No começo da vida, nada me faltava. Talvez por causa disso, ainda não entendo quando o assunto é finanças e sou um pouco indiferente. Desde que me entendo por gente, dinheiro nunca me seduziu — quero dizer o tipo de sedução que é capaz de destruir e virar a vida do avesso. Depois que a empresa da minha família faliu e o meu pai faleceu, as coisas ficaram tão difíceis que não sabíamos como faríamos a refeição seguinte. A minha mãe dizia que eu — aluno do ensino médio na época — deveria me concentrar nos estudos. Então, continuei sem saber como lidar com dinheiro, apesar da terrível situação financeira da família.

Já na faculdade, o senhorio levava para casa sacos de lixo da base militar norte-americana, jogava tudo no quintal e procurava qualquer coisa que pudesse revender. Bastava passar pelo portão da frente para sentir o cheiro de lixo. A nossa casa vivia cheia de moscas. A minha irmã sentia tanta vergonha que mal chamava as amigas para nos visitar. Eu mesmo não me preocupava com isso e convidava até as garo-

Se for para viver até os 100 anos

tas da minha turma. Esse era o nível da minha preocupação. E deve ter sido por isso que tive coragem de pedir a minha esposa em casamento naquela época. Eu estava atolado em dívidas, mas acreditava que tudo daria certo, sem nem um pingo de bom senso.

No começo da vida de casados, alugamos um quartinho na casa de um gerente de banco em Yongdu-dong, onde tivemos nosso primeiro filho. Conforme ele aprendeu a andar, começou a brincar no quintal da frente. Um dia, fez um risco no meio do terreno e me disse que ninguém poderia atravessá-lo. Quando perguntei por quê, ele respondeu que o outro lado pertencia ao dono da casa. Tão jovem e se preocupando com uma coisa daquelas! Senti um aperto no coração — como me arrependi naquele dia.

Mesmo assim, nunca cogitei ganhar mais dinheiro para dar ao meu filho uma casa melhor. Em vez disso, pensava em maneiras de melhorar o que já tínhamos. Eu não tinha condições de comprar brinquedos sofisticados nem um carrinho caro. Então tive uma ideia: cobri as paredes e o piso do quarto com folhas de papel, e nessa tela em branco desenhei uma casa, montanhas, uma bicicleta, eu, a minha esposa e as pessoas que víamos com regularidade, todas identificadas. Envernizei o desenho para que durasse bastante. Enquanto os pais trabalhavam, o meu filho brincava com a babá, lia os nomes nos desenhos e recitava para nós as palavras novas que tinha aprendido durante o dia quando chegávamos em casa.

Viva com simplicidade

Relembrar esses tempos me faz perceber a pobreza, quando eu não sabia o que o futuro nos reservava. Mas também me tornei mais criativo com os parcos recursos que tinha. O universo de brinquedos que conheci quando me tornei avô ia além de tudo que eu imaginava. A minha neta tinha um conjunto inteiro de utensílios de culinária em miniatura para brincar de casinha — praticamente uma cozinha de verdade —, e eu seria incapaz de diferenciar o carrinho do meu neto de um veículo real se não fosse pela diferença de tamanho. Esses brinquedos sofisticados, entretanto, também pareciam oferecer um molde rígido demais para as brincadeiras. Ninguém mais se pergunta se as brincadeiras antigas numa caixa de areia, com apenas algumas flores e plantas, não eram melhores para a criatividade das crianças.

O dinheiro pode ser uma solução fácil para muitos problemas, mas também limita a liberdade em mais de um sentido. Tenho um conhecido que era rico, faliu e perdeu tudo durante a crise da Coreia com o Fundo Monetário Internacional (FMI). Muitos amigos que temos em comum se ofereceram para ajudar e conseguir entrevistas de emprego, mas ele sempre recusava as ofertas com a mesma resposta — aquele tipo de trabalho era inaceitável. Por ter sido um empresário que tinha cem funcionários trabalhando sob seu comando, ele recusava serviços que estavam "abaixo da sua posição". Eu me perguntava se a riqueza havia limitado tanto sua perspectiva de vida a ponto de ele se tornar fechado para um mundo diferente do que estava acostumado.

Se for para viver até os 100 anos

Todos concordamos que dinheiro é importante, certo? Quanto mais vivemos, maior se torna essa verdade. Uma vida de dificuldades financeiras é terrível. Todos precisamos aprender como ganhar a vida. O nosso senso de dignidade e autoestima está profundamente enraizado na independência financeira. Sendo assim, é preciso se planejar bem para a vida após a aposentadoria. Nem todo mundo vai ficar milionário, mas planejar finanças futuras antes de se aposentar é o mínimo.

No entanto, por mais importante que seja, nós nos preocupamos demais com ele. Muitas pessoas vivem com uma sensação inquietante de que algo pode dar errado, que não vão ter economizado o suficiente, com uma sede infinita por dinheiro. Esse estado psicológico é tão difundido hoje em dia que o psicólogo britânico Roger Henderson até o batizou de "doença do dinheiro", para se referir à obsessão de uma pessoa em relação às finanças, mesmo quando está segura.

Então, por que nos preocupamos? No geral, a origem de todos os medos e preocupações é a mesma: ignorância. Por não compreendermos o que esperar da velhice, temos medo de envelhecer. Por nunca descobrirmos o que acontece após a morte, temos medo de morrer. Da mesma forma, como não sabemos de quanto dinheiro vamos precisar no futuro (ou no caso de uma emergência), nos preocupamos e ficamos obcecados por questões financeiras. Há quem diga que um bom plano de aposentadoria exige 1 bilhão de wons sul-coreanos; outros dizem serem necessários 2 bilhões.

. 208 .

Viva com simplicidade

Isso são apenas estimativas. Se quiser jogar golfe, viajar e ter um vida cheia de mordomias, talvez nem 2 bilhões bastem. Mas você precisa mesmo disso tudo? De todo esse dinheiro? Exatamente de quanto dinheiro, contando até os centavos, você de fato *precisa*? Você sempre pode parar de jogar golfe e viver viajando não é necessário. Quando pensamos em benefício próprio, aprendemos a encontrar respostas pragmáticas e detalhadas para todas as questões que o dinheiro desperta. Talvez até vencemos o medo e a preocupação acerca do assunto. A coragem para se virar com pouco está dentro de você.

Para a velhice, é importante se preparar e fazer economias, mas também é preciso aprendermos a nos tornar o nosso próprio contador. O dinheiro é um caminho, não o objetivo. Lembre-se: nós é que o controlamos e usamos, não o contrário. Eu entendo, não há motivo para não juntar toda a grana possível, mas não se esqueça de usá-la em benefício próprio.

Uma grande virtude a ser desenvolvida é a coragem de viver com pouco, caso seja necessário. A minha mãe economizou até o último dia de vida. Ela preparava pratos de acompanhamento com ervas sazonais locais e costurava roupas antigas em vez de se desfazer delas. Ela não deixava o dinheiro, que não era muito no caso dela, ser um empecilho e encontrou seu propósito nos templos budistas. Com ou sem boas condições financeiras, ela teve uma vida feliz. Esse é o tipo de relação saudável que alguém pode ter com o

Se for para viver até os 100 anos

dinheiro. Ele existe para nos tornar livres, mas não podemos comprometer nossa liberdade para conquistá-lo. Não tenha medo de viver de forma simples, ou mais simples. Aprender a aceitar a simplicidade pode lhe trazer liberdade na velhice.

Eu anseio por uma vida simples. Um dos meus desejos mais antigos é ter um quarto vazio como o de um monge. Ou seja, ter uma vida minimalista. Sonho em viver na simplicidade de ter apenas coisas básicas e essenciais. E quero investir o restante em trabalhos que me pareçam significativos e interessantes. Como o psicólogo alemão Erich Fromm disse, aspiro à "vida de existência, não de posses".

Contudo, vou ser sincero: o meu quarto está cheio de bugigangas. Pilhas de livros se agigantam sobre mim, e o chão costuma estar coberto por folhas de papel. Tento manter as coisas arrumadas tanto quanto possível, mas paciência. O que pode ser feito? Quero menos posses materiais e uma vida muito mais simples. Só que não tem como conquistar isso se não for por faxinas mais frequentes e a prática constante do desapego, por mais que sejam tarefas chatas. Se eu não aprender a desapegar logo, meus filhos terão ainda mais dificuldade em desapegar das minhas coisas depois que eu me for, não é? Pelo bem dos dias que me restam, pelo bem dos meus filhos depois que eu não estiver mais aqui, é melhor começar a jogar fora as coisas que não me trazem mais alegria.

Na velhice, a simplicidade se torna a nossa amiga. Isso vale tanto para decisões financeiras e estilo de vida quanto

Viva com simplicidade

para emoções e mundo interior. Ao envelhecer, talvez você perceba que está mais contido e desorganizado, com a cabeça cheia. Mesmo que não tenha nenhuma doença, a velhice pode deixar o raciocínio mais lento e atrapalhar as habilidades associativas. O pior de tudo são os sintomas de um raciocínio debilitado, que surgem como problemas de memória e causam atordoamento.

O mesmo vale para as emoções. Como sensações intensas são acompanhadas por reações físicas, viscerais, quaisquer picos emocionais extremos na velhice podem causar problemas de saúde, às vezes até fatais.

Lembro quando um colega de trabalho faleceu logo após o funeral do melhor amigo. Ao contrário dos outros convidados, ele não conseguia parar de chorar diante da foto do amigo. Todos tentaram acalmá-lo, mas ele estava inconsolável. Pouco depois de chegar em casa do enterro, ele morreu subitamente. Apesar de ter problemas de saúde, nenhum era grave. O luto avassalador foi a causa da morte.

A alegria avassaladora também pode ser perigosa na velhice. Em 2009, fui tomado por uma felicidade imensa durante uma viagem de voluntariado ao Nepal. Um aluno que tinha me acompanhado na minha primeira viagem ao Nepal decidiu repetir a dose naquele ano, agora como professor e com o próprio grupo de alunos. Eu estava tão empolgado por ver que a sementinha de boas intenções que plantei duas décadas antes finalmente dava frutos. Queria anunciar isso aos quatro ventos, para todos ouvirem. O que eu sentia não era

Se for para viver até os 100 anos

só alegria, mas algo perto do júbilo, talvez até do êxtase. Com sentimentos tão extremados tomando conta do meu corpo, a minha pressão arterial disparou. Tomei todos os remédios que consegui encontrar para controlar o problema e tentei relaxar, mas a pressão se manteve alta a semana inteira, se estabilizando apenas quando retornei a Katmandu.

Na velhice, devemos manter sob controle todas as *he-noh-ae-rak* (희노애락: as quatro emoções essenciais — alegria, raiva, tristeza e prazer), para que nenhuma chegue a extremos, porque os nossos órgãos sensoriais estão entorpecidos — sim, existe um lado positivo para essa relativa anestesia, pois ela pode lhe proteger de emoções exaltadas. Mesmo assim, aprenda a controlar os ânimos. Não estou dizendo para reprimir ou ignorar sentimentos que já tenham vindo à tona. Esse tipo de controle só faz com que emoções reprimidas explodam com ainda mais força no futuro. Um bom exemplo seria a *hwa-byung* (화병: a doença da fúria), uma condição psicológica observada em muitos asiáticos na terceira idade que foram obrigados a reprimir a raiva por muito tempo. O que estou dizendo é para evitar os padrões de comportamento que mencionei: levar as coisas para o lado pessoal ou tirar os acontecimentos de proporção. Em vez disso, aprenda a aceitar a realidade como ela é, com simplicidade, para que o seu músculo emocional, assim como o seu músculo cardíaco, se fortaleça com a prática.

Quanto mais velhos ficamos, mais queremos fazer as coisas do nosso jeito — e mais rápido reagimos, de forma

Viva com simplicidade

cada vez mais específica, a estímulos, o que pode complicar esse fortalecimento muscular. Talvez a estrada seja longa. O exercício mais fácil, na minha opinião, é tentar reconhecer a realidade sobre os sentimentos antes de eles se exaltarem. Em resumo, se estiver ficando com raiva, expresse a emoção verbalmente, dizendo "Estou com raiva". Se estiver chateado, reconheça isso e diga "Estou chateado". Sentimentos reprimidos explodem por não serem colocados para fora na hora certa. Você vai acumulando pequenas coisas, que vão crescendo e vêm à tona em algum momento. Pode até achar que as pessoas têm a obrigação de compreender a situação. Como qualquer um poderia entender algo que você não explicou? Um relacionamento saudável começa com a criação de um espaço seguro para todas as partes se abrirem e compartilharem como se sentem. Seja generoso com a expressão verbal dos sentimentos. Esse é o primeiro passo para exercitar os músculos emocionais.

O próximo é encontrar a palavra perfeita para o que estamos sentindo. Se estiver borbulhando de fúria, o que sente não é apenas raiva. Sob a superfície, pode existir tristeza e pena de si mesmo por ter sido injustiçado, de alguma forma. Se desenvolver um vocabulário extensivo para sentimentos, aprenderá a não ficar obcecado por um deles nem a amplificá-lo. Além disso, o processo de articular como está se sentindo pode ser muito catártico por si só.

Certa vez, uma paciente me procurou porque estava passando por problemas no casamento. Ela sentia frequentes

Se for para viver até os 100 anos

apertos no peito e raiva borbulhando na garganta, sintomas de *hwa-byung* (화병) causados por anos de conflitos emocionais não resolvidos com o marido. Ela lamentava ter passado quarenta anos casada com um egoísta que a fazia passar por dificuldades inimagináveis. Logo percebi que ela teve uma paciência sobrenatural para tê-lo aguentado por tanto tempo. Perguntei se ela já havia dito para o marido coisas como "Não aguento mais" ou "As coisas precisam mudar". Ela respondeu que nunca tinha tentado, que sempre ficava quieta, engolindo reclamações. Pedi para que ela trouxesse o marido para uma consulta — o que nunca aconteceu (e ela também nunca foi sincera sobre isso com ele). As sessões de terapia foram se tornando cada vez mais espaçadas, até que ela parou de aparecer. Fiquei desanimado. Quando suprimos emoções intensas sem parar e não lidamos com elas, não sabemos como elas poderão explodir um dia. Mesmo que aquela paciente nunca tenha recorrido a medidas drásticas, ela ainda carregaria todos aqueles sentimentos dentro dela, até falecer. Imagine morrer carregando tanto peso emocional — quanto fardo, e que pena!

Quando ficam idosas, as pessoas acham que chegou a hora de acertar pendências — se livrar de antigos rancores e fazer as pazes com quem estão brigadas. Trata-se de um desejo simples por estar com o coração leve, preparando-se para deixar este mundo. Se quiser sentir essa liberdade no seu último dia neste planeta, precisa começar a pavimentar tal estrada o mais rápido possível. Assim como é preciso re-

Viva com simplicidade

mover bugigangas da casa para deixá-la limpa e organizada, é preciso tirar o peso do coração para alcançar um estado de simplicidade emocional. Não há forma melhor de fazer isso do que aprendendo a aceitar e expressar sentimentos. Se você se tornar especialista em interpretar e comunicar as próprias emoções, não precisará fazer mais nada, querido leitor. Não se esqueça disso se também desejar a alegria da simplicidade.

7.

PERSEVERANÇA

EM 2011, ENQUANTO DAVA uma olhada na minha caderneta de telefones, encontrei o número de um primo de segundo grau. Liguei para ele, que atendeu na mesma hora com uma voz animada. Perguntei como ele estava.

— Primo, estou numa casa de repouso! — respondeu ele.

— Ah, você está fazendo trabalho voluntário?

Ele tanto se dedicou ao voluntariado após se aposentar da carreira de professor de literatura coreana que até apareceu algumas vezes nos jornais locais de Gangneung. Então, era natural eu presumir que era isso que ele estava fazendo.

— Não, quis dizer que *estou* numa casa de repouso agora — explicou. — Acho que já era hora de eu me voluntariar por mim mesmo.

— Nossa, deve estar sendo difícil para a sua esposa!

— Ela está comigo. Estou com Parkinson, e ela não consegue mais andar por causa de problemas nas juntas, então viemos para cá.

— Uma lua de mel e tanto.

Perseverança

Fiquei triste ao saber das doenças deles, mas também senti alívio por estarem juntos na casa de repouso, pelo menos. Seria uma bênção ter uma vida inteira de boa saúde junto com o cônjuge, para então falecerem no mesmo dia, mas não cabe a nós decidirmos se o fim será assim, não é? Na velhice, muita gente precisa lidar com o luto após o falecimento dos companheiros, além das próprias doenças. Eu diria que faz bem para a saúde mental ter o cônjuge ao lado, não importa as condições de saúde.

✼

"PROFESSOR RHEE, MINHA ESPOSA faleceu hoje."

Um dia, recebi essa mensagem repentina de um professor mais velho. Fiquei surpreso. Tanto o professor quanto a esposa se aproximavam dos 90 anos, então não deveria ter sido uma notícia tão chocante assim, por mais que eu desejasse bem aos dois. Não me julgue mal, mas não esperei que a esposa dele — muito mais saudável que o professor, que sempre teve muitos problemas de saúde — partisse primeiro. Como ele lidaria com as coisas sem a esposa, que sempre foi sua maior incentivadora e cuidadora? Não fui o único a ficar preocupado, muitos dos nossos conhecidos se perguntaram o mesmo.

No funeral, ele parecia ter murchado da noite para o dia. Claro que devia estar sentindo como se metade do próprio corpo tivesse sido arrancada ao perder a companheira de

Se for para viver até os 100 anos

vida e maior defensora. Ao me ver, ele caiu no choro e desabafou que se sentia muito perdido, que não entendia se deveria seguir a esposa ou continuar se agarrando à vida. Eu nem conseguia imaginar o tamanho daquele luto. Após um longo silêncio, tentei acalmá-lo: "Confúcio disse que a vida humana é uma questão para os céus. Nenhum de nós escolhe nascer, muito menos opta pelo destino da morte quando nasce. Não cabe a nós mudarmos isso, nem podemos decidir o destino. Desejo que o senhor valorize sua vida até o dia em que for chamado aos céus."

Alguns dias depois, ele me mandou uma mensagem: "Professor Rhee, quero aguentar firme até os 90 anos, pelo menos."

Com 88 anos na época, ele estava dizendo que gostaria de viver por mais dois. Não acho que ele queria uma quantia exata. Creio que aquela tenha sido uma tentativa de transmitir determinação, apesar de viver uma grande perda, para aguentar firme até o fim. Também fazia parte da vulnerabilidade humana perder a coragem diante do que tinha acontecido. Respondi que acreditava nele e na sua capacidade de encarar tudo aquilo de cabeça erguida. Torci de verdade para que as minhas palavras o ajudassem a se sentir melhor.

Perseverança. O dicionário define a palavra como "persistência em fazer algo apesar da dificuldade ou da demora na conquista do sucesso". Na luta greco-romana, existe uma posição chamada *par terre*. É uma expressão francesa que

Perseverança

significa agachar no chão, ou seja, o lutador — como uma penalidade — precisa se agachar e enfrentar os ataques de costas. Se conseguir resistir por tempo suficiente, a penalidade é encerrada, e ele pode levantar e voltar a lutar. Para falar a verdade, a perseverança é uma virtude muito exigida daqueles que já estão no chão. Porque ela significa encarar uma situação fora do nosso controle e ainda assim encontrar uma forma de seguir em frente.

A vida é feita de altos e baixos, então haverá momentos como se estivéssemos numa estrada livre e desimpedida com um conversível novinho em folha, e aí surgem vários buracos no caminho. Haverá momentos em que você se sentirá invencível, e outros em que se sentirá na sarjeta, querendo desistir de tudo. Toda vida tem problemas, isso é certo. Entretanto, após uma fase difícil, você será recompensado com anos melhores. Ser perseverante é uma das virtudes mais importantes para nós, humanos. Existe outra forma de lidar com uma tempestade além de procurar refúgio no conforto da própria morada segura até que ela passe? O mesmo vale para a vida — ficamos quietinhos quando as coisas se tornam difíceis e esperamos tudo melhorar.

No plano geral das coisas, os seres humanos não têm opção além de perseverar em alguns momentos. Na verdade, todos nós somos fracos e perdedores. Porque ninguém é capaz de fugir do fim inevitável — a morte. Um dia, todos ficaremos fracos em corpo e espírito, e teremos que deixar nossos bens materiais para trás. Isso acontece

Se for para viver até os 100 anos

até com aqueles que alcançam as maiores honrarias, que acumulam grandes fortunas ou que colecionam conquistas incríveis. Então, algumas pessoas se tornam cínicas, niilistas incorrigíveis. Elas perguntam: "Por que tentar quando tudo será em vão?"

Essas pessoas cometeram um erro ao acreditar que a perseverança é uma atitude passiva. Sim, concordo que a vida pode parecer um período interminável que exige uma perseverança exaustiva, com tantas coisas fora do nosso controle dando errado uma após outra. Somos forçados a aguentá-las, feitos de bobos pelo destino. Esse tipo de passividade indefesa nos deixa furiosos, e com razão. Faz parte da natureza humana desejar tomar as próprias decisões. Quando somos obrigados a encarar o fato de que a vida é uma obediência passiva ao destino, quem não se sentiria frustrado e enfurecido?

Eu diria que essas pessoas têm razão em muitos pontos. Tem quem diga que a vida é nossa para fazermos o que quisermos, mas há muitos fatores que são escolhidos e determinados desde antes do nascimento. Fatores como nacionalidade, gênero e família tendem a determinar grandes rumos da vida. Então, em grande proporção, a vida é o destino, que somos fadados a obedecer depois de nascermos. Ninguém pode fugir disso.

Contudo, apesar de não podermos mudar nosso destino em si, podemos escolher como lidar com ele. Essa é uma das maneiras como nos tornamos navegadores da nossa vida.

Perseverança

O envolvimento ativo começa ao aceitarmos isso. Mesmo quando o destino parece certo, quando o aceitamos como nosso, aprendemos a amar a vida e encontrar felicidade dentro de suas limitações. O motivo para ainda nos emocionarmos com histórias de vitórias aparentemente impossíveis não é porque os vitoriosos conseguiram mudar a própria sina, mas por causa de como enfrentaram os desafios pelo caminho. Sendo assim, a vida mais inspiradora talvez seja aquela na qual existe tanto autoconhecimento doloroso quanto perseverança inabalável diante da realidade. Como a do professor, que decidiu encarar a vida de frente, mesmo beirando os 90 anos.

É tão fácil culpar o destino, ainda mais quando as coisas não acontecem como desejamos, não é? Fique à vontade e jogue tudo nas costas dele. Você fez o melhor possível, não se cobre demais. Eu entendo. Mas, depois de se recuperar, mantenha a cabeça erguida e recomece. Também é nossa sina jogar esse jogo invencível, não importa quantas vezes perdemos. Todos devemos nos acostumar, caro leitor, com essa coisinha chata chamada destino. Nós nascemos, talvez não por vontade própria, e já estamos aqui, não estamos? A vida é sua e de mais ninguém, então por que não dar tudo de si? Não embarcar por completo na vida será algo que lhe assombrará para sempre e se tornará seu maior arrependimento quando você estiver chegando no fim da sua jornada neste mundo. Ao término de um dia vivido ao máximo, um belo descanso nos aguarda — imagine, querido leitor, que

Se for para viver até os 100 anos

no fim de uma vida bem-vivida, há uma morte tranquila esperando por nós. Para aqueles que aproveitaram tudo que a vida tem a oferecer (진인사 / 盡人事), o paraíso recompensará toda a espera (대천명 / 待天命). Essa é a verdade contida nas famosas palavras de Confúcio.

8.

NUNCA SUBESTIME O PODER DAS PEQUENAS ALEGRIAS

U M AMIGO MEU TEM uma memória excepcional. Quando começamos a conversar, todas as lembranças que deixei de lado de repente voltam cheias de vivacidade. Os apuros hilários em que nos metíamos quando bebíamos; a ocasião em que levei a culpa pela transgressão de um outro amigo; ou o encontro inesperado com um poeta que admirávamos numa cafeteria, onde iniciamos de forma espontânea uma conferência informal — a lista é interminável. Durante essas conversas, sempre me pego sentindo inveja do meu amigo por ter tantas memórias na mente dele. Afinal, quanto mais lembranças queridas, mais preparados estamos para lidar com os dias potencialmente solitários e desafiadores da velhice.

Quando me sento à mesa do escritório, me perco em pensamentos enquanto bebo uma xícara de chá. Não é que a minha mente se demore por lembranças especiais, como viagens, conquistas ou honrarias. Na maior parte do tempo, me pego refletindo sobre instantes rotineiros, como os bons momentos que compartilhei com os meus filhos,

Se for para viver até os 100 anos

conversas agradáveis com pacientes ou a sensação de paz que me agraciava ao fazer trilhas. Essas memórias comuns, mesmo antes de eu perceber, me fazem sorrir e enchem o meu coração de carinho e felicidade, me dando forças para enfrentar mais um dia de cabeça erguida.

Uma das minhas lembranças mais felizes permanece sendo o ano sabático que a minha esposa passou no exterior, como parte de um programa de intercâmbio para professores, o que me propiciou mais tempo com os nossos filhos. Por sorte, tínhamos um funcionário para ajudar com as coisas de casa, e uma amiga levava e buscava as crianças da escola, para que eu pudesse me dividir entre o trabalho no hospital e a tarefa de cuidar delas. Nos fins de semana, entretanto, eu não tinha a menor ideia de como mantê-los entretidos — os quatro estavam no ensino fundamental. Na época, um dos maiores jornais da Coreia do Sul, o *Hankook Ilbo*, estava patrocinando a "Maratona Semanal da Tartaruga". Inscrevi a todos nós, passando os domingos subsequentes correndo com as crianças por um ano.

O trajeto da maratona começava e terminava no Teatro Nacional da Coreia em Jangchung-dong, com o Pavilhão Octagonal Namsan servindo como marco da metade do percurso. Assim como dizia o nome, a Maratona da Tartaruga não incentivava os participantes a correr ou competir pelo primeiro lugar, mas celebrava a beleza de caminhar no próprio ritmo. A minha família fazia longas caminhadas em conjunto, brincando e aproveitando, no mesmo passo. Até hoje, acho que nunca vi nada mais lindo do que os meus

Nunca subestime o poder das pequenas alegrias

filhos naqueles domingos, brilhando de suor no sol quente e fazendo bagunça enquanto subiam a escada até o pavilhão.

Após uma breve pausa lá, voltávamos ao teatro para o sorteio do prêmio. Ficávamos sentados juntos na escada esperando até o último nome ser chamado. Por um ano inteiro, ficamos torcendo para chamarem um de nós, sempre em vão. Mas a antecipação em si já era uma pequena alegria. Após mais um sorteio que não nos dava nada, íamos para um restaurante e comíamos macarrão feito com trigo sarraceno ao estilo de Hamhung, em Ojang-dong, antes de voltarmos para casa.

Esses momentos permanecem os mais felizes da minha vida. Mesmo agora, penso na maratona quando passo pelo pavilhão, quando vejo jovens pais caminhando de mãos dadas com os filhos ou os meus próprios filhos brincando com os deles. Quando isso acontece, desejo que também valorizem tais momentos e que tenham mais deles no futuro. Afinal, esses instantes rotineiros são o principal ingrediente na receita para uma vida feliz.

Agora que alcancei este estágio da vida, cerca de 80% do tempo que passo com amigos é dedicado a falar sobre o passado. A arte interessante é que eles também falam sobre as suas memórias mais comuns, sobre a mundanidade da vida diária, com extremo carinho. É incrível. Na minha juventude, eu buscava por felicidade e segurança, que sempre pareciam fora de alcance. Agora que me aproximo do crepúsculo da vida, vejo que a felicidade sempre esteve ao alcance das minhas mãos — e que poderia tê-la segurado

Se for para viver até os 100 anos

sempre que quisesse. O que pode ser feito agora? A felicidade em si é um luxo raro, que só conseguimos aproveitar de tempos em tempos na nossa rotina repetitiva. Não estou dizendo que as pequenas alegrias do dia a dia deveriam ser o objetivo da vida. Elas surgem naturalmente, quando aproveitamos a vida.

O que eu quis dizer é que precisamos ficar de olho nessas amostras de felicidade escondidas na rotina. Amanhã, talvez você acabe preso num engarrafamento, trabalhando demais, discordando do chefe, exausto por cuidar dos seus filhos, e mais uma vez caia no sono com o celular na mão. A rotina é inevitável. Então, por que não olhar para o lado bom das coisas? Você pode achar divertido observar colegas passageiros, compartilhar uma xícara de café com um colega de trabalho, tornando a manhã mais agradável, ou criar uma brincadeira enquanto cozinha ou lava a louça com os filhos. Não deixe nada estragar o seu humor. Esse é o segredo para manter uma visão positiva da vida e criar tantas memórias queridas quanto for possível.

Algumas pessoas gostam de comentar sobre o meu suposto "otimismo" e até me invejam por isso. Afinal, o que sinaliza se alguém é puramente otimista ou pessimista? Sempre existem dois lados de uma perspectiva. É provável que as pessoas apenas interpretem como otimismo a flexibilidade com que aceito as realidades da vida. Vou lhe contar o meu segredo, querido leitor: a pura determinação em buscar o lado bom e encontrar alegria em toda e qualquer circunstância inevitável.

. 226 .

Nunca subestime o poder das pequenas alegrias

Começo o dia pensando que encontrarei e guardarei mais uma memória agradável, que poderei consultar no futuro quando talvez eu não consiga mais fazer as coisas sozinho. Essa mentalidade me permite descobrir muitas possibilidades de felicidade ao meu alcance.

Fico feliz ao acordar para mais um dia e aproveitar mais uma manhã de vida. Fico feliz em assistir a um programa na televisão, porque significa que minha audição e saúde ainda estão boas. Fico feliz em conseguir executar uma tarefa simples no computador, apesar da cegueira parcial. Fico feliz com a possibilidade de pegar um táxi até o mirante.

Esses momentos tão corriqueiros, mas preciosos, podem se tornar o pano de fundo glorioso e resplandecente da sua vida no futuro. Um dia cheio de boas memórias pode lhe dar força lá na frente. Então, querido leitor, lembre-se de ficar de olho nas boas memórias que possam ser criadas aqui e agora. Podemos encontrar felicidade nos cantos mais inesperados da nossa rotina.

9.

A VIDA É UMA HISTÓRIA QUE MERECE SER LIDA ATÉ A ÚLTIMA PÁGINA

"VOCÊ NÃO DISSE NADA de errado, mas..." Era isso que o meu sogro me dizia quando eu era jovem. Já fui um rapaz cheio de opiniões. Tinha convicções certeiras sobre o que era bom e ruim, certo e errado, legal e chato. Ficava furioso quando "erravam" e lutava para melhorá-las. Sempre falei o que pensava. O meu sogro nunca terminava a frase, sempre preocupado. Ele tinha muito mais experiência. Eu era esquentado demais e jovem demais para entender como funcionava o mundo.

Entendi, pouco a pouco, ano após o ano, o que ele queria transmitir com aquela declaração tão elusiva. Não existe bem e mal absolutos neste mundo, onde o mal fica à espreita no bem, e o bem surge do mal. Boas intenções podem levar a resultados ruins, e algo ruim pode se tornar uma bênção inesperada. Toda moeda tem dois lados, e descobrimos como a história termina apenas no fim.

A minha vida passou por muitas reviravoltas sombrias. Será que foram mesmo momentos de crise? Quando penso nisso, percebo que, em cada dificuldade, encontrei uma por-

A vida é uma história que merece ser lida até a última página

ta que se abria. Talvez as minhas tentativas desesperadas de me segurar tenham me levado a novas oportunidades. Toda vez que eu achava que estava num beco sem saída, encontrava uma estradinha que me guiava a um lugar novo. Não existem becos sem saída na vida, querido leitor — exceto quando se trata da morte. Não é possível ver o plano geral de uma vida que ainda não chegou ao fim.

O meu eu jovem era um aspirante a artista que gostava de poesia e artes visuais. Óbvio que eu queria me especializar nisso. Então, cuidei dos meus pais doentes e decidi me tornar médico. Depois que entrei na faculdade de Medicina, no entanto, tive dificuldade de acompanhar as matérias. Eu não conseguia entender anatomia, fisiologia ou patologia, que exigiam demais de um maníaco por literatura como eu. Toda a energia que eu reprimia em casa, com uma mãe superprotetora, me levou ao limite na faculdade. Com uma frustração reprimida havia anos e o espírito rebelde no auge, era quase impossível me concentrar para estudar. A forma que encontrei de colocar essa energia para fora foi organizando um clube de trilhas. Eu passava dias na montanha Jiri, me enfiei numa oficina para produzir grampos, como tinha lido num livro, e não consegui sair de uma montanha cheia de neve por três dias. As trilhas acabariam se tornando uma paixão vitalícia. Durante um período difícil na faculdade, encontrei as minhas companheiras espirituais — as montanhas.

Lembra-se, querido leitor, que no começo do livro contei que, quando eu estava ocupado com a residência, fui preso

Se for para viver até os 100 anos

por meu papel na Revolução de 19 de Abril? Quando isso aconteceu, o céu pareceu desabar sobre mim. Por que me punir por algo que fiz na época da faculdade, anos antes? Eu era recém-casado, com planos de abrir um consultório depois de terminar a especialização. Do nada, recebi aquela sentença avassaladora. Depois que fui solto, me senti perdido. Por ter ficha criminal, eu não podia me candidatar a estudar no exterior, e ninguém queria me contratar. Após muitas noites sem dormir, escrevi para o chefe de um hospital psiquiátrico nacional evitado pela maioria dos médicos coreanos, na esperança de encontrar uma vaga. Por sorte, consegui o emprego.

Aquela era minha última chance: a única porta que consegui abrir na época. Durante o tempo que passei lá, evoluí como médico de um jeito que não poderia ter acontecido em nenhum outro lugar. Participei de muitos projetos de nível nacional, conheci médicos renomados de todo o país e ganhei muita experiência prática. Se eu tivesse trabalhado num hospital universitário, teria encontrado alguns mentores e apenas pacientes com uma pequena variação de doenças comuns. Trabalhando numa instituição federal estigmatizada, no entanto, recebi a experiência enriquecedora de conhecer uma variedade de médicos e pacientes. Eu diria, hoje, que ter sido preso foi uma bênção inesperada para a carreira como médico.

Depois que tudo se acalmou, achei que a vida tivesse parado de me passar a perna. Então, mais uma vez do nada, fui convocado para servir nas Forças Armadas. Ao reavalia-

A vida é uma história que merece ser lida até a última página

rem os acontecimentos da Revolução de 19 de Abril, minha ficha criminal foi extinta, assim como a de todos os outros manifestantes que foram presos. Antes que pudesse seguir o meu sonho na medicina, recebi a convocação que exigia pelo menos três anos de serviço militar compulsório (eu tinha sido dispensado antes por causa da tal ficha suja). Eu estava planejando abrir um consultório e ganhava experiência quando, de novo, precisei parar a minha vida.

Ao terminar o serviço militar, voltei ao ponto de partida. Eu não tinha dinheiro para abrir o consultório e não queria voltar para o hospital psiquiátrico. Conversei com médicos mais estabelecidos na minha área e pedi conselhos. Na época, não havia muitos psiquiatras na Coreia do Sul, então consegui falar com a maioria. Quando visitei o Yonsei University Severance Hospital para me apresentar, o chefe de lá me perguntou o que eu pretendia fazer com a minha carreira. Pela primeira vez, confessei que desejava lecionar, mas, como isso parecia impossível, considerava abrir um consultório próprio.

Sempre gostei de estudar. Quando me interessava por algo, pesquisava o máximo possível sobre aquilo. Eu sabia que seria mais útil e me sentiria mais à vontade no meio acadêmico, com tempo e espaço para pensar, em vez de num instituto médico cheio de tarefas que sempre pediam por decisões rápidas. Eu tinha perdido a chance de seguir esse caminho ao ser preso, então achava que lecionar não seria uma possibilidade para mim.

Se for para viver até os 100 anos

No entanto, para minha surpresa, alguns dias depois da visita, o chefe me ligou para oferecer um cargo de instrutor em tempo integral. Mais uma porta inesperada. Passei os três anos seguintes dando aula e estudando muito. O hospital psiquiátrico nacional me deu experiência prática, e o Yonsei University Severance Hospital me deu tempo para redescobrir e cultivar o meu lado acadêmico. Depois, veio a vaga permanente no Ewha University Hospital, onde passei o restante da carreira como médico docente.

Como você já deve saber a essa altura, querido leitor, a minha vida não aconteceu como o planejado. Sempre que eu tentava fazer alguma coisa, encontrava um obstáculo ou cortavam as minhas asas. Às vezes, lamentava por aquele azar. Mas, para não desistir, eu precisava tomar uma atitude, qualquer uma. O meu esforço para continuar de pé até o último segundo sempre foi recompensado com uma nova oportunidade. Uma porta me levava a um mundo completamente diferente, que eu nunca havia considerado.

Nunca devemos ter pressa em concluir que sabemos tudo sobre a vida. Este mundo pode não ser o que parece, no fim das contas. Aquilo que você acredita ser o fim, pode não ser fim nenhum. Se aguentar firme, é capaz de encontrar uma saída. A vida é uma história que merece ser lida até a última página. Ninguém nunca sabe as possibilidades que o mundo reserva.

Mesmo com 87 anos, acho que não entendo muito sobre o mundo. A minha cidade natal era um campo de batalha. Eu tinha medo de morrer na guerra antes de envelhecer. Na

A vida é uma história que merece ser lida até a última página

faculdade, sonhei com a democracia e me tornei pessimista diante das atrocidades do governo. Na meia-idade, me cansei da visão materialista das pessoas e, ao mesmo tempo, não acreditava que outro estilo de vida pudesse ser possível no meu país, tão focado no crescimento econômico em detrimento de tudo o mais. Olhe para a Coreia do Sul agora — um país democrático em ascensão, onde todo mundo tem um smartphone na mão, se comunica livremente com o restante do mundo, aspira a oferecer um bom equilíbrio entre vida profissional e pessoal, é possível sonhar em viver livre de acordo com as próprias regras. Oitenta anos atrás, eu não teria imaginado nada parecido com isso.

Taoístas dizem que uma epifania é apenas um degrau para encontrar outra. Quando você acha que sabe tudo, não enxerga as possibilidades que não cogitou. Você se fecha no seu mundinho. Nunca presuma saber que entende tudo sobre a realidade. Se continuar acreditando em segundas chances quando tudo parecer perdido, encontrará uma porta se abrindo num beco sem saída. Essa é a única verdade que conheço na vida e que posso compartilhar com você, querido leitor, com absoluta certeza, após viver 87 anos.

Nota da tradutora do texto para o inglês

Quando conheci Rhee, anos antes de traduzir este livro do coreano para o inglês, ele e a minha mãe já se correspondiam havia um tempo. A troca de cartas começou porque alguém na minha família tinha um histórico de neurodivergência e precisava de ajuda regular com questões de saúde mental. Rhee é um dos pioneiros que melhorou, e muito, as condições do sistema de saúde mental na Coreia do Sul, e nós somos uma das muitas famílias agraciadas com sua dedicação à profissão nas últimas décadas.

Mesmo antes de o seu trabalho como psiquiatra mudar a vida de vários pacientes neurodivergentes e de suas famílias na Coreia do Sul, ele participou de importantes movimentos democráticos e, como resultado, precisou sacrificar boa parte da sua juventude como um ativista encarcerado. Desde que o conheci pessoalmente, no entanto, acredito que o fato mais impressionante sobre Rhee é sua personalidade simples, sincera e genuína.

Como integrante da geração mais jovem da Coreia do Sul, tenho dificuldade em criar conexões fortes com as gerações

Se for para viver até os 100 anos

mais velhas. Também sou fascinada pelos contemporâneos de Rhee, porque passaram pelo inimaginável, desde guerras a movimentos ativistas que definiram eras, além de crises financeiras, políticas e culturais no meu país natal. Sem dúvida, é a geração sul-coreana mais traumatizada dos dias de hoje, e provavelmente a que menos expressa e compartilha os próprios traumas.

O livro de Rhee — e só o dele, realmente — permitiu que eu me conectasse de verdade com uma voz da geração dele, que oferece visões atemporais sobre a vida, cheias de conhecimento e sabedoria, experiências e empatia. Ele não usa a própria voz para criticar ou puxar o saco dos leitores, nem para enaltecer dogmas. Enquanto traduzia o texto, fui acalentada pela ausência de fanatismo. Algumas obras inspiracionais e de autoajuda hoje em dia — em especial, as disponíveis em inglês — incentivam os leitores a buscar conquistas excessivas e os atiçam como se fossem personal trainers, não apenas na maneira como lidam com desafios e problemas pessoais, mas também em momentos de relaxamento e na busca por um caminho na vida. O livro de Rhee, em vez disso, apresenta as coisas segundo a visão dele, de forma muito pessoal. Sim, é assim que ele afirma, com calma e simplicidade, que a vida é impulsionada por "coincidência e muitos encontros providenciais". Imagino que seja assim que alguém como ele, após passar por tanta coisa e ter tantas missões importantes, chega perto do fim dela.

Sua escrita é um bálsamo, algo que eu não esperava de uma pessoa que viu o pior do próprio país, pessoal e his-

. 236 .

Nota da tradutora do texto para o inglês

toricamente. Apesar de tudo que enfrentou, Rhee ainda é grato por muitas coisas na vida e acorda animado todos os dias. Foi apenas após a aposentadoria, aos 70 anos, que se tornou um autor best-seller. E agora que se aproxima dos 90, outro sonho dele se realizou: a publicação do seu livro em inglês. Acredito que essa é uma jornada que muitos leitores vão achar tão inspiradora quanto eu.

Como o texto original foi escrito em forma livre, em parte devido à natureza focada no conteúdo do idioma e pela familiaridade dos leitores sul-coreanos com um ritmo fluido, eu e Rhee nos esforçamos para dar a esta edição uma estrutura mais acessível. A tradução resultou de muitas horas de trabalho dedicadas a mover, reformular e reagrupar capítulos para fazê-los cantar e tornar cada trecho mais coeso. Nada disso seria possível sem a generosidade do autor em permitir tanta licença poética e as maravilhosas observações da nossa editora na Rider, Suzanne. Também agradeço à equipe dos sonhos improvisada na Coreia do Sul: o assistente de Rhee e a esposa dele, Lee, que trocaram inúmeros e-mails e não deixaram a peteca cair, apesar do problema de visão do autor; e ao neto de Rhee, que assumiu o posto de segundo leitor no lugar dele quando a primeira versão em inglês ficou pronta.

Não é exagero dizer que é uma grande honra pessoal e profissional fazer parte desta jornada como uma tradutora desta obra. Muitos jovens da minha geração têm uma dívida com pessoas iguais a Rhee, que lutaram para tornar o próprio país livre, democrático, mais justo e socialmente

Se for para viver até os 100 anos

consciente. Sigo meus dias num esquecimento feliz na maior parte do tempo, e agradeço muito àqueles que se esforçaram para nos permitir essa relativa paz. Nas palavras do próprio autor, em nossa comunidade global interconectada de hoje, podemos influenciar a vida uns dos outros mais do que imaginamos. A minha esperança é que, com este livro, eu tenha feito minha parte em ampliar a voz dele para você, leitor, e conectar os dois mundos.

Suphil Lee Park

NOTAS

1. Michel de Montaigne, *Ensaios: que Filosofar é Aprender a Morrer e Outros Ensaios* (L&PM, 2016).
2. Shin Young Bok, <감옥으로부터의 사색> | *Thoughts from Behind Bars [Pensamentos de trás das grades]* (돌베개, 1998).
3. Anthony Storr, *Solidão: a conexão com o eu* (Benvirá, 2013).
4. *Muha* (무하) é o *ho* de Rhee: o nome oficial de uma pessoa de destaque recebido por gerações mais velhas de coreanos, geralmente de acadêmicos respeitados ou figuras públicas ou da literatura; *sarangbang* se refere a uma parte específica da casa coreana tradicional e *hanok* é o espaço onde o homem chefe da família reside e recebe convidados importantes.

Este livro foi composto na tipografia Fairfield LT Std,
em corpo 11,5/15,45, e impresso em papel off-white
no Sistema Cameron da Divisão Gráfica
da Distribuidora Record.